Duden

Einfühlsame Gespräche am Lebensende

Eine Hilfe für sprachlose Momente

Von Anke Nolte

Dudenverlag
Berlin

Inhaltsverzeichnis

Geleitwort

Dieses Geleitwort schreibe ich in einer Zeit, in der die Bedrohung durch das Covid-19-Virus unser Leben in einer Weise verändert, wie wir es uns bisher kaum vorstellen konnten. Angst vor Krankheit, Sterben und Tod sind in einem weltweiten Ausmaß zu einem beherrschenden Gesprächs- und Medienthema geworden. Es geht uns alle an, denn auch wir, unsere Angehörigen, unsere Liebsten und Freunde könnten betroffen sein.

Die Idee zu diesem Ratgeber entstand jedoch früher, als das Virus unseren Alltag noch nicht bestimmte. Gespräche am Lebensende sind für den Umgang mit Sterben, Tod und Trauer schon immer wichtig gewesen, heute werden sie durch die veränderten Krankheitsbedingungen und Behandlungsmöglichkeiten immer notwendiger. Gerade das haben uns die vergangenen Monate eindrucksvoll gezeigt.

Worte finden

Doch gerade am Lebensende entsteht bei Menschen oft das Gefühl von Sprachlosigkeit. Gespräche über das Sterben und den Tod als »verborgenes« Thema berühren nämlich immer auch die Frage nach den eigenen Werten. Es gibt hierzu keine eindeutigen, allgemeingültigen Antworten, und so fehlen uns allen oft die Worte. Häufig misslingen Gespräche über die Fragen zum Lebensende schon allein deshalb, weil manche Beteiligte dieses Thema nicht ansprechen können oder wollen.

Menschen, die mit einer niederschmetternden Diagnose konfrontiert werden, sind zunächst oft geschockt. Das Leben scheint bereits in diesem Moment zu Ende zu sein – was es jedoch nicht ist. Oft aber entwickeln die Betroffenen dann ein ausgeprägtes Bedürfnis, aus ihrem verbleibenden Leben noch etwas zu machen.

Das Ihnen vorliegende Buch »Einfühlsame Gespräche am Lebensende« möchte Sie bei diesem Vorhaben bestärken und Ihnen in einer schwierigen Zeit Mut machen. Denn niemand sollte mit einer belastenden Diagnose allein sein und allein gelassen werden.

Ich persönlich betrachte dieses Buch von zwei unterschiedlichen Standpunkten aus. Da ist zum einen meine Sichtweise als etwas älterer Mann und mein persönliches Nachdenken über eigene Wünsche und Vorstellungen, aber auch über das Sprechen zum eigenen Sterben.

Auf der anderen Seite gibt es den Blickwinkel und meine Erfahrungen als langjähriger Palliativmediziner. Als dieser wünsche ich mir, dass in Gesprächen am und über das Lebensende die Bedürfnisse, Vorstellungen und Werte der betroffenen Menschen viel deutlicher zum Ausdruck gebracht werden sollten, als das oft der Fall ist.

Werte, Wünsche und Bedürfnisse

Die Werte, Wünsche, Bedürfnisse und Vorstellungen eines sterbenskranken Menschen haben für gute Entscheidungen am Lebensende eine große Bedeutung. Um diesen Werten und Bedürfnissen gerecht zu werden, sollten Betroffene mit Angehörigen und den Profis, also Ärztinnen und Ärzten, Pflegenden, therapeutisch Tätigen und Ehrenamtlichen ein enges und verständiges Gespräch führen.

Denn gerade die letzte Lebensphase zählt zu den wichtigsten und intensivsten Erfahrungen, mit denen wir zurechtkommen müssen. Das gilt auch für die Angehörigen, die nach dem Abschied eines nahen oder sogar des nächsten Menschen weiterleben müssen. Daher ist es so überaus wichtig, miteinander über das Sterben und den Tod zu reden, die richtigen Worte zu finden, sich verständlich zu machen und selbst zu verstehen. Dies möchte dieser Ratgeber Ihnen vermitteln.

Verharren wir in der Sprachlosigkeit, verschweigen wir unsere Probleme, Fragen und Sorgen oder tabuisieren und verdrängen wir die Tatsachen, so erschweren wir Betroffenen nicht nur den Abschied, sondern vergrößern auch noch Leiden und Schmerz. Reden wir nicht, erschweren wir zudem viele Entscheidungen, die in der letzten Lebensphase eines Menschen für ein gutes, seinen Bedürfnissen und Werten entsprechendes Leben und Sterben wichtig sind. Wir erschweren auch die Trauer, mit der Angehörige zurechtkommen müssen, wenn nach dem Tod eines geliebten Menschen sie Ungeklärtes oder Unausgesprochenes weiterhin bedrückt und zusätzlich belastet.

Mut oder Angst

Meiner Erfahrung nach entscheiden der Mut oder die Angst, über Krankheit, Behandlung, Leben und Sterben zu reden, in vielen Fällen darüber mit, ob das weitere Leben (so kurz es auch sein mag) in Angst und Verzweiflung oder in Hoffnung und Zuversicht verläuft. Sich in Gesprächen mit der eigenen Krankheit oder der Krankheit des Angehörigen auseinanderzusetzen und sie verstehen zu wollen ist dabei ein zentraler Punkt. Er ist wichtig für das Wohlergehen aller Beteiligten.

Dabei ist auch die Art, wie Arzt oder Ärztin mit Betroffenen und Angehörigen reden, dafür wichtig, wie ein Mensch seine letzte Lebenszeit leben und erleben kann. Einander zugewandte Gespräche sollen den Sterbenden den Weg aufzeigen und Orientierung liefern. So können diese ihre Erfahrungen besser einordnen, gedankliche Klarheit und Erleichterung finden.

Unterschiedliche Erwartungen an das Gespräch

Behandlungsgespräche erfolgen jedoch oft unter großem Zeitdruck, sodass die Behandelnden auf die Bedürfnisse des kranken Menschen und das Verständnis der Betroffenen nicht ausreichend individuell und sensibel eingehen können. Unausgesprochenes Ziel der Patienten-Arzt-Kommunikation bei lebensbedrohlichen Erkrankungen ist aber, durch verständliche Informationen die Chancen und Risiken einer Behandlung so zu vermitteln, dass Erkrankte ihr Selbstbestimmungsrecht wahrnehmen können. Viel zu selten wird dabei auch über das Sterben gesprochen. Dies wird jedoch zunehmend wichtiger. Denn im Rahmen der modernen Medizin hängen Ort, Art und Zeitpunkt des Sterbens heute viel weniger von den »natürlichen« Verläufen unheilbarer Erkrankungen ab, sondern viel mehr von den Entscheidungen über die fast grenzenlos erscheinenden Angebote der modernen Medizin.

In der klinischen Praxis können Ärzte und Ärztinnen mittlerweile sehr leicht Diagnosen stellen und Therapien empfehlen. Sehr viel schwieriger ist es jedoch, eine Prognose über den Krankheitsverlauf abzugeben und hilfreich bei den Problemen bezüglich wichtiger Entscheidung für ein gutes Lebensende zu sein. Umso wichtiger ist es, dieses Thema in die Gespräche einzubeziehen. Die Kommunikation darüber erfolgt jedoch nur mit Menschen, zu denen wir eine vertrauensvolle Beziehung haben. Die Kluft der unausgesprochenen Fragen und der oft unterschiedlichen Perspektiven zu überwinden ist wichtig, auch für Ärzte und Ärztinnen. Deswegen möchte ich Sie ermutigen, über Ihre Gefühle, Ihre Ängste und Sorgen mit Ihrem Arzt oder Ihrer Ärztin zu sprechen. Es ist wichtig darüber zu reden, auch wenn Sie nicht gleich die Antworten bekommen, die Sie erwarten. Gut miteinander im Gespräch zu sein erleichtert es Ihnen, auch schmerzliche Entscheidungen zu treffen und zu bewältigen.

Eine Frage der Haltung

Gespräche über das Lebensende und der gelingende Dialog zu den damit verbundenen Fragen werden dabei vor allem durch die Fähigkeiten und Haltungen aller Beteiligten bestimmt, mit diesen Themen umzugehen. Bei einer idealen Kommunikation bedeutet dies, durch verbale Äußerungen und nonverbale Botschaften in einer Atmosphäre des Respekts mit den eigenen Intentionen, Wertvorstellungen und Haltungen dem anderen mit dessen Intentionen, Wertvorstellungen, Haltungen und Fähigkeiten so zu begegnen, dass die Gesprächspartner sich gegenseitig verstehen und Vertrauen zueinander entwickeln. In ungewissen Zeiten erleichtert Vertrauen die Orientierung und ermöglicht die einfühlsame Begleitung durch die kommende Zeit.

Sie als Betroffene und Angehörige haben häufig andere Informationen und eigene Vorstellungen zu schlimmen Diagnosen, zu Prognosen und zum Verlauf als die Profis. Ihre Erwartungen sollten nicht nur im eigenen Umfeld, sondern müssen auch mit Ärzten und Ärztinnen oder dem Pflegeteam einfühlsam und verständnisvoll besprochen werden. Das erleichtert nicht nur Ihre Entscheidungen, sondern auch Ihr Leben in begrenzter Zeit. Wenn Sie über das Sterben reden, können Sie Ihr Leben in der Frist lebenswerter und sinnbestimmter gestalten. Haben Sie daher den Mut, mit Ihren Ärzten und Ärztinnen über Ihre Vorstellungen und Wünsche am Lebensende zu sprechen.

Selbstbestimmung und Kümmerer

Die meisten Menschen wollen ihre letzte Lebensphase selbst bestimmen. Und Sie sicher auch. Das ist richtig, gut und notwendig. Selbstbestimmung zeigt sich allerdings nur in der Beziehung zu anderen. Deswegen ist es für die letzte Lebensphase so wichtig, dass Sie möglichst solche Menschen finden, die Ihnen persönlich nah stehen und Sie begleiten können. Ich nenne diese Menschen »Kümmerer«. Aufgabe der »Kümmerer«, die Sie in dieser Lebensphase begleiten, ist es, darauf zu achten, dass Sie mit schmerzlichen Informationen und Ihrem Kummer nicht allein dastehen, sondern für Ihren letzten Lebensabschnitt auch Unterstützung finden.

Gespräche am Lebensende haben somit immer auch eine existenzielle Bedeutung. Durch Achtsamkeit auf die Gefühle und durch die Einbeziehung der Intuition können wir Menschen das Besondere einer Sterbesituation und einer Sterbebeziehung körperlich und seelisch spüren. Die vielfältigen Gefühle wie Trauer, Schmerz, Angst, Scham, Wut, Unsicherheit und Gelassenheit prägen die Sterbephase. Sie begleiten das gesamte persönliche und soziale Umfeld des sterbenskranken Menschen. Keiner stirbt für sich allein.

Was dieses Buch kann

Das besondere Anliegen von Anke Noltes Ratgeber ist es, in zumutbarer Kürze einen Einblick in die Regeln guter Kommunikation zu geben. Die Autorin stellt dafür ganz praktische »Einstiegssätze« und konkrete Gesprächsempfehlungen vor, die die Autorin in vielen Interviews mit Betroffenen gesammelt hat. Diese Einstiegssätze sind bewusst sehr einfach formuliert, denn gerade diese Sprachempfehlungen sind eine wichtige Hilfe und Informationsquelle. Sie bieten Ihnen Anregungen, Ihre eigenen Worte und Sätze in Gesprächen am und über das Lebensende zu finden. Sie fordern Sie aber auch konkret dazu auf, darüber nachzudenken, was Sie sagen, wie Sie etwas sagen, wem Sie etwas sagen und warum Sie es sagen wollen.

So gelangen Sie schließlich dahin, auch Unsagbares auszusprechen und die richtigen Worte für die Sinnfrage (Warum nur? Warum ich? Warum so? Warum jetzt?) zu finden und die Reaktionen wie Abwehr, Verdrängung, Schuld zu verstehen, die zur Bewältigung der »schlimmen Diagnose« und vieler Probleme am Lebensende dazugehören. Sie können Übergangsrituale, Wünsche an Angehörige, Annahme des Todes und Jenseitsvorstellungen besser besprechen. Auch hierzu ermutigt dieser Ratgeber Sie und Ihre Angehörigen mit konkreten Beispielen.

»Einfühlsame Gespräche am Lebensende« soll Ihnen Mut machen, mit anderen Menschen, mit Angehörigen, Freunden und Freundinnen, Kolleginnen und Kollegen und mit Ärzten und Ärztinnen, Pflegeteams und Klinikpersonal über Ihr Leben und Ihr Lebensende zu reden. Dieses Buch kann zwar nicht Ihre persönlichen Gedanken und Worte ersetzen, doch es kann dazu beitragen, dass Sie Ihre Worte, Ihre Sprache und Ihre Haltung finden, um diese Gespräche angstfrei zu führen. Das Darüber-Sprechen kann den Tod nicht aufhalten, aber das verständige Miteinander bringt Erleichterung und Klarheit.

Professor Dr. med. H. Christof Müller-Busch,
im April 2020

EINLEITUNG

Über Unfassbares sprechen

Angesichts des bevorstehenden Todes eines nahen Menschen verfallen wir oft in Hilf- und Sprachlosigkeit. Denn über das Unsagbare zu sprechen fällt ungemein schwer. Dabei geht das Sterben uns alle an, weil es zum Leben dazugehört. Mit dieser Haltung können Sie es schaffen, miteinander leichter ins Gespräch zu kommen.

Danksagung

Vier DIN-A4-Hefte voller Aufzeichnungen von Gesprächen bilden die Grundlage für diesen Ratgeber, den Sie gerade in Händen halten. Es sind die Gespräche, die ich mit sterbenskranken Menschen und ihren Partnern, Geschwistern, Töchtern und Söhnen geführt habe. Dazu kamen Interviews mit Hospizmitarbeitern, Psychologinnen und Palliativmedizinern. Ich wollte von ihnen erfahren, worüber sterbenskranke Menschen mit ihren Angehörigen sprechen – und worüber nicht. Gespräche über das Sterben und den Tod führt man meist nicht einfach so; zu heikel ist das Thema, zu unerwartet könnte das Gegenüber reagieren. Ich wollte herausfinden, wie der Einstieg in ein solches Gespräch gelingen könnte und wie man mit schwierigen Gefühlen und schwierigen Gesprächssituationen umgehen kann. In eine solche Kommunikation sind auch die Ärzte und Ärztinnen sowie die Pflege- und Hospizteams eingebunden, die durch die Anforderungen an ihren Beruf ganz spezielle Sichtweisen auf Gespräche mit Kranken und deren Angehörigen haben (in diesem Buch sind mit Angehörigen neben den Verwandten auch Partnerinnen und Partner, Freundinnen, Freunde, Kolleginnen und Kollegen gemeint).

Gemeinsam mit all diesen Menschen habe ich mich dem kaum Fassbaren und kaum Sagbaren ein Stück weit angenähert. Ohne sie wäre dieser Ratgeber nicht entstanden. Daher gilt mein besonderer Dank gleich zu Beginn den beiden Psychoonkologinnen Dr. phil. Asita Behzadi und Gastprofessorin Dr. phil. Anja Hermann sowie dem Palliativmediziner Professor Dr. med. H. Christof Müller-Busch, die mich als wissenschaftlicher Beirat bei der Arbeit an diesem schwierigen Thema sowohl fachkundig als auch menschlich sehr unterstützt haben.

Auch möchte ich mich bei meinen sechs »Fallbeispielen« (s. Seite 15) von Herzen bedanken – den Menschen, die bereit waren, sich mir in einer bedrängenden, existenziellen Situation zu öffnen. Diese Menschen stelle ich am Ende dieses Kapitels vor. Ihre Namen und Daten habe ich zu ihrem Schutz geändert.

Weiterhin möchte ich danken: Helmut Dörmann, Hospizkoordinator beim Hospizkreis Minden, sowie Dorothée Seifert-Willer, zertifizierte Palliativbegleiterin in Berlin, für äußerst hilfreiche Gespräche am Beginn meiner Recherche. Dem Hospizkoordinator Frank Wappler vom Stephanus-Hospizdienst in Berlin für die Vermittlung von Gesprächspartnern. Der Leiterin des Stationären Lazarus Hospizes in Berlin, Anette Adam, sowie der Pflegedienstleiterin Linda Koppe, die mir ebenfalls Kontakte zu sterbenskranken Menschen und ihren Angehörigen vermittelt haben. Meiner Kollegin Ute Wegner für ihre fachliche und emotionale Unterstützung bei den ersten Hürden. Meiner Nachbarin Anne Helwig, Pflegekraft in einer Demenz-WG, für ein klärendes Gespräch vor einem schwierigen Kapitel. Dr. Ulrike Schimming für eine sprachlich einfühlsame und strukturell klare Überarbeitung. Und nicht zuletzt meiner Lektorin Susanne Klar für einerseits ein paar Vorgaben und andererseits viele Freiheiten, die sie mir gewährt hat, für die Zusammenstellung des wunderbaren Beirats – und für diese Buchidee.

Wir alle werden sterben

»Es gibt zwei Gewissheiten im Leben: 1. Du wirst sterben. 2. Du bist noch nicht gestorben.« So stand es in New York an einer Hauswand geschrieben.[1] Eine Referentin zeigte das Foto auf dem Bremer Kongress »Leben und Tod« während ihres Vortrags. Ich war beeindruckt. Denn diese zwei Gewissheiten bringen den Sinn von Gesprächen am Lebensende auf den Punkt. Der erste Satz bedeutet vor allem: Wir alle sollten uns mit dem Lebensende auseinandersetzen, so unangenehm, so unvorstellbar, so belastend das für die meisten von uns auch ist. Doch der zweite Satz macht Mut: Solange wir leben, können wir unser Dasein gestalten, und das auch und gerade am Lebensende, einer wichtigen und manchmal schwierigen Phase im Leben. Ein zentrales Gestaltungsmittel ist dabei auch das Gespräch.

1 »If you're reading this, no matter who you are, two things are true:
1. You're going to die. 2. You haven't yet. The rest is up to you.«
Gesehen auf dem Kongress »Leben und Tod«, Bremen, am 11. Mai 2019.

Sprechen im Ausnahmezustand

Das Lebensende ist eine Ausnahmesituation, in der sich das Dasein regelrecht verdichtet. Birgit Wellenfels – eine der Menschen, die als Fallbeispiele das Buch begleiten (s. »Sechs Fallbeispiele«, Seite 15) – beschreibt es so: »Immer, wenn ich meine kranke Mutter zu Hause besuche, muss ich mich regelrecht runterbeamen. Ich komme aus dem hektischen Alltag in eine ganz andere Welt – in eine Welt wie unter einer Glocke.« In solch einer Atmosphäre kann vielleicht mehr Raum und Zeit für Gespräche entstehen, und der Blick fokussiert sich auf das Wesentliche: für den Betroffenen, aber auch für die Menschen um ihn herum. Es ist eine große Chance für alle Beteiligten, sich mit schwierigen Fragen, aber auch mit schwierigen Gefühlen auseinanderzusetzen.

Denn natürlich fragt man sich unweigerlich, was es bedeutet zu sterben, für den anderen, aber auch für einen selbst. Nie gekannte Ängste tauchen auf, weil man einen nahestehenden Menschen verliert, dem man möglicherweise unbedingt noch etwas sagen oder ihn fragen möchte. Zudem gibt es vorsorgende Dinge zu regeln und zu organisieren, die einen immer wieder an die eigenen Grenzen bringen können. Wer schwer erkrankt ist, fragt sich, welche Therapien noch infrage kommen und welche nicht mehr. So gelangt man schließlich zu den essenziellen Fragen, wie man (noch) leben möchte und welche Werte und Wünsche einem wichtig sind. Und in diesem Zusammenhang trifft man dann auch eine Wahl, mit wem man über all diese Dinge sprechen möchte und welche Menschen einem besonders nahestehen.

Stellen sich alle Gesprächspartner – ganz gleich ob die Sterbenden, Angehörigen, Freundinnen und Freude, ja auch Arzt oder Ärztin – diesen Fragen, können gerade am Lebensende besonders intensive Gespräche entstehen, für die Sie hier Ideen und Anregungen finden.

Doch machen Sie sich auch bewusst, dass solche Gespräche und Begegnungen am Lebensende nicht immer harmonisch ablaufen.

Grenzsituationen bedeuten Stress: Sie müssen auf der einen Seite viel organisieren und entscheiden, auf der anderen Seite müssen Sie zum Teil extreme Gefühle aushalten. Das wirkt sich auf die Beziehungen aller Betroffenen aus, sodass es zu Streitereien kommen kann und alte Konflikte wieder ausbrechen.

Denn während Politik, Gesellschaft und Medien die Themen Sterben und Tod immer weiter enttabuisieren, ist das Sprechen darüber zwischen schwerkranken Menschen und ihren Angehörigen oft herausfordernd, sodass sie häufig nicht offen miteinander darüber sprechen können.

Klartext reden

Vielleicht haben Sie bereits die Erfahrung gemacht, dass Sie die Wörter »Sterben« und »Tod« nur schwer aussprechen können. Gerade wenn man sich sehr nahesteht, fällt es schwer, sich mit dem unvermeidlichen Ende abzufinden und auch noch darüber zu reden. Fachkräfte aus Hospizen und Palliativmedizin berichten immer wieder, dass gerade Partner/-innen dazu neigen, sich gegenseitig zu schonen. »Sagen Sie es nicht meiner Frau, meinem Mann…«, bitten sie dann. Experten wie der Palliativmediziner Gian Domenico Borasio nennen dieses Verhalten das »Gekreuzte Schweigen« (s. auch Borasio: »Über das Sterben«, Seite 67, in »Weiterführende Literatur und Quellen«).

Viele sterbenskranke Menschen wünschen sich allerdings, dass »Klartext« gesprochen wird. Doch dazu müssen beide Seiten bereit sein. Das ist jedoch nicht immer der Fall, denn nicht jeder kann und möchte traurige Themen wie Sterben, Tod und Abschied immer und zu jeder Zeit an sich heranlassen. Manche umschiffen die Themen lieber mit markigen Sprüchen und schwarzem Humor. Das ist legitim und manchmal auch nötig, um sich selbst zu schützen.

Wenn Sprechen nicht möglich ist

Falls die oder der Kranke unter quälenden Symptomen – wie Schmerzen, Übelkeit, Atemnot oder Schwäche – leidet, ist sie oder er verständlicherweise nicht unbedingt zu Gesprächen aufgelegt. In dieser Situation steht die Linderung der Beschwerden absolut im Vordergrund! Hausarzt, Fachärztin, Palliativmediziner, Pflegefachkräfte sind in diesem Fall erste Ansprechpartner/-innen. Untersuchungen mit Schwerkranken haben gezeigt, dass Gespräche mit Ärzten und Ärztinnen über Prognose, Ängste, Therapieziele und Möglichkeiten der Symptombehandlung für einen ruhigeren Sterbeverlauf sorgen können.

In diesem Buch

Mit diesem Buch möchte ich Ihnen eine Hilfestellung für gute Gespräche am Ende eines Lebens an die Hand geben. Mein Fokus liegt dabei vor allem darauf, wie Sie sich auf ein möglicherweise schwieriges Gespräch vorbereiten und wie Sie in ein sensibles Thema einsteigen können. Zudem zeige ich Ihnen, was Sie im Gespräch jeweils beachten sollten.

Zunächst geht es in Kapitel 2 darum, wie ein gutes Gespräch funktioniert und welche Voraussetzungen dafür gegeben sein sollten. Kapitel 3 und 4 widmen sich den schwierigen Seiten der Gespräche am Lebensende und wie Sie mit Differenzen oder aufkeimenden Konflikten umgehen können.

Der Schwerpunkt meines Buches liegt vor allem auf Gesprächen zwischen den Kranken und den ihnen nahestehenden Menschen. Weil die Perspektiven dabei sehr unterschiedlich sind – die einen sterben, die anderen leben weiter –, ist Kapitel 3 ausschließlich aus der Sicht der Angehörigen und Freunde geschrieben, Kapitel 4 aus der Sicht der Sterbenskranken. Um die jeweils andere Perspektive besser zu verstehen, sind beide Kapitel aber für beide Seiten interessant. Kapitel 5 behandelt die Gespräche mit den Profis, also den Ärztinnen und Ärzten, den Pflege- und Hospizkräften. Dies sind Gespräche, die Kranke und ihre Angehörigen häufig gemeinsam führen. In Kapitel 6 dreht es sich schließlich um eine würdevolle Verabschiedung. Freundlicherweise hat Professor Dr. med. H. Christof Müller-Busch für Kapitel 7 einen »Leitfaden zur gesundheitlichen Vorsorge am Lebensende« beigetragen, in dem Sie noch mehr Informationen über die formellen Dinge wie Patientenverfügung, Vollmachten und Bestattungsverfügung finden.

Natürlich sind nicht immer Gespräche möglich. Man kann sie auch nicht um jeden Preis erzwingen. So lässt sich nicht immer alles besprechen, alles regeln, alles in Ordnung bringen. Das ist eine Idealvorstellung. Dennoch es ist wichtig, es wenigstens zu versuchen. Viele Hinterbliebene bedauern es später, die Zeit nicht genug für Gespräche genutzt zu haben, wodurch ihre Trauer noch zusätzlich verstärkt wird. Dagegen kann es sehr erleichternd sein, sich zu überwinden und Schwieriges anzusprechen. Es hilft den Menschen, die am Ende ihres Lebens stehen, und tröstet später die, die weiterleben. Dieses Buch soll Sie dazu ermuntern.

Sechs Fallbeispiele

Anne Winter, Tochter eines kranken Vaters: »Wir haben frühzeitig über alles gesprochen.«

Anne Winter kommt von einer Weltreise zurück und will sich gerade für einen neuen Job in Deutschland bewerben. Da erfährt sie, dass ihr 74-jähriger Vater die Diagnose »Darmkrebs im Endstadium« bekommen hat. Die 50-jährige Physikerin entschließt sich, in die Stadt zu ziehen, in der ihre Eltern leben. Sie hatte schon immer ein liebevolles Verhältnis zu ihnen.

In der Familie haben sie bereits früher viel über den Sinn des Lebens und über den Tod diskutiert, auch darüber, wie die Eltern sterben wollen. Alle Familienmitglieder haben schon frühzeitig eine Patientenverfügung verfasst. Ein halbes Jahr lang begleitet Anne Winter ihren Vater zusammen mit ihrer Mutter, bis er schließlich stirbt.

Für Anne Winter ist es das erste Mal, dass sie einem sterbenskranken Menschen so nah ist. »Es ist für mich eine große Erleichterung zu sehen, wie friedlich mein Vater gestorben ist.«

Alexander Schoring, Ehemann: »Wir haben uns an jeden Strohhalm geklammert.«

Es fängt recht harmlos an: Die 35-jährige Frau von Alexander Schoring, Marlies, hat Probleme mit den Augen, die Bilder des rechten und linken Auges liegen nicht mehr genau übereinander, sodass Marlies Schoring alles doppelt sieht. Der Augenarzt geht davon aus, dass es sich um Überarbeitung handelt. Das Ehepaar fährt zusammen mit seinen beiden kleinen Kindern in den Urlaub, doch gleich am ersten Urlaubstag passiert es: Marlies Schoring kommt kreidebleich vom Einkaufen zurück, ihre Augenprobleme haben sich verschlimmert, ihr ist schwindelig, es geht ihr richtig schlecht. Alexander Schoring ruft den Notarzt, und Marlies Schoring wird in das örtliche Universitätsklinikum eingeliefert. Nach ein paar Tagen steht die Diagnose fest: Glioblastom, die besonders aggressive Form eines bösartigen Hirntumors. »Das war mehr ein Urteil als eine Diagnose«, sagt Alexander Schoring. In der Regel bleibt den Patienten weniger als ein Jahr. Doch Marlies Schoring möchte wegen der Kinder so lange wie möglich leben. Es folgt ein Auf und Ab mit vielen, teilweise experimentellen Therapien. Zwischendurch verliert Marlies Schoring die Sprache, kann nicht gehen, hat epileptische Anfälle, doch sie kämpft sich immer wieder ins Leben zurück. Das Ehepaar fliegt sogar nach Kanada, damit Marlies Schoring an einer Studie teilnehmen kann. »Wir haben uns an jeden Strohhalm geklammert«, sagt Alexander Schoring. »Es wäre schlimmer gewesen, es nicht versucht zu haben.« Zwei Jahre nach der Diagnosestellung stirbt Marlies Schoring.

Birgit Wellenfels, Tochter einer kranken Mutter: »Erst im Hospiz hat meine Mutter geweint.«

Als die 94-jährige Mutter von Birgit Wellenfels ins Hospiz kommt, legt sie sich mit ihrer Kleidung ins Bett, zieht sich die Decke wie ein trotziges Kind bis zum Kinn hoch und fragt: »So, und was wird jetzt von mir erwartet?« Das erzählt die 68-jährige Birgit Wellenfels ein wenig amüsiert. »Ich konnte ihr ja schlecht sagen: Sterben!« Nach nur vier Tagen stirbt die bis zuletzt lebensfrohe alte Dame tatsächlich. Bis zum vorletzten Tag ihres Lebens liest sie Zeitung, macht Witze und tuscht ihre Wimpern.

Mutter und Tochter haben ein gutes Verhältnis zueinander, das auch von viel Humor geprägt ist. Doch als die alte Dame ins Hospiz muss, verliert sie die Fassung und weint. Eigentlich wollte sie zu Hause sterben. Aber es geht nicht mehr anders. Die Versorgung durch einen Pflegedienst und eine Spezialisierte ambulante Palliativversorgung (SAPV) reicht nicht mehr aus. Aufgrund eines Herzklappenfehlers bekommt die Mutter immer weniger Luft und wird immer schwächer. Eine Operation kommt jedoch nicht mehr infrage.

In den letzten Tagen besuchen sie ihre Kinder, Enkel, Ur-Enkel und eine Freundin. »Sie hat ihre Kontakte sehr gepflegt«, betont Birgit Wellenfels. »Jeden Tag hat sie einen Brief oder eine Karte an jemanden geschrieben.«

Zusanna Kaczmarek, Krebspatientin: »Ich möchte nicht mehr intervenieren.«

Die 62-jährige Zusanna Kaczmarek ist von Beruf Kosmetikerin und sieht so gepflegt aus, dass man ihr die weit fortgeschrittene Krebserkrankung nicht ansieht. Sie leidet an Lungenkrebs, der im ganzen Körper gestreut hat. Sie hat Metastasen in den Knochen, im Gehirn, in Bauch und Becken. »Mir ging es so schlecht, dass ich geahnt habe, dass es etwas Schlimmes ist. Als ich die Diagnose hörte, war ich deshalb fast erleichtert, weil ich nun den Grund wusste.« Sie beschließt zu kämpfen. Doch die Chemotherapien und eine Therapie mit Methadon verträgt sie schlecht, sodass sie ihre Haltung ändert: »Ich möchte nicht mehr intervenieren.« Mehrmals kommt sie auf die Palliativstation, wo sie immer wieder neuen Lebensmut schöpft und ihr körperlicher Zustand sich deutlich bessert. Sie hat zwei erwachsene Söhne, der eine ist 36, der andere 40 Jahre alt, mit denen sie sich gut versteht. Zu ihrem Ex-Mann hat sie keinen Kontakt mehr. Soweit es ihr möglich ist, besucht sie ihren Rock 'n' Roll-Verein; »der Verein ist meine zweite Familie«. Sie macht einen zufriedenen Eindruck: »Meine Kinder und meine Freunde sind für mich da.«

Markus Heumer, Krebspatient, und seine Schwester Sophie Heumer: »Für uns hat im Hospiz ein neues Leben begonnen.«

Markus Heumer, Anfang 60, hat »gut und gerne gelebt«, wie er immer sagt. Er hat viele Berufe ausgeübt, ist viel gereist und hat eine Tochter großgezogen. Sein Leben hat er genossen. Das alles hilft ihm, seinem nahen Ende gefasst ins Auge zu sehen.
Schon seit einiger Zeit hat Markus Heumer Magenprobleme und nimmt immer weiter ab. Der Hausarzt verschreibt ihm Tabletten gegen zu viel Magensäure, doch die Beschwerden werden schlimmer. Er verliert immer mehr an Gewicht, kann kaum noch etwas essen, muss sich ständig übergeben. Markus Heumer wechselt den Arzt, die neue Hausärztin überweist ihn sofort in ein Krankenhaus, wo er die Diagnose erhält: Krebs der Bauchspeicheldrüse, unheilbar.
Nach Hause entlassen beginnt er eine Chemotherapie, als lindernde, palliative Maßnahme. Doch den zweiten Termin kann er schon nicht mehr wahrnehmen, weil es ihm zu schlecht geht. Seine Schwester Sophie sorgt dafür, dass er einen Platz im Hospiz bekommt.
Die Schwester besucht ihren Bruder jeden Tag im Hospiz. Sie verbringen viel Zeit miteinander und reden offen über alles – auch über den Tod. »Für uns hat hier ein neues Leben begonnen«, sagt sie.

Jochen Remscheid, COPD-Patient, und seine Schwester Sybille Kammhausen: »Man muss dem Schicksal ins Auge blicken.«

Jochen Remscheid leidet seit fast 20 Jahren unter einer schweren, fortschreitenden Lungenerkrankung, COPD (Chronisch obstruktive Lungenerkrankung). Immer wieder kommt er auf die Intensivstation, wo seine Atemnot mit Kortison und Immuntherapie sowie eine Lungenentzündung mit Antibiotika behandelt wird. Zu Hause wird er durch eine Spezialisierte Ambulante Palliativversorgung (SAPV) betreut. Über zwei dünne Schläuche in der Nase, eine »Nasenbrille«, wird seine Lunge mit Sauerstoff versorgt. Neben einem fest aufgestellten Gerät im Raum hat Jochen Remscheid auch einen tragbaren Sauerstofftank, sodass er das Haus verlassen kann. Jeden Morgen holt er sich die Zeitung, merkt aber, dass ihm von Tag zu Tag »immer mehr die Puste ausgeht«.

»Man muss dem Schicksal ins Auge blicken« ist das Motto des 75-jährigen gelernten Tischlers. Mut hat ihm die Begegnung mit einem zehnjährigen sterbenskranken Mädchen gemacht, das er während einer Untersuchung im Krankenhaus kennengelernt hat. »Sie hat sich trotzdem sehr auf ihren Geburtstag gefreut und sich einen Computer gewünscht.«

Sein Sohn, ein 37-jähriger Computerfachmann, besucht ihn jedes Wochenende, wenn möglich machen sie einen Ausflug zusammen. Bis auf einen Bruder – »der kann mir gestohlen bleiben« – hat er zu seinen Geschwistern »einen guten Draht«. Sie kommen ihn aus ganz Deutschland besuchen. Seine Schwester Sybille Kammhausen wirkt trauriger als ihr Bruder selber. »Ich werde damit nicht so gut fertig«, sagt sie. Erst vor einem Jahr ist ihr Mann gestorben. »Aber ich sterbe ja auch mal, ich weiß nur nicht, wann.«

KAPITEL 1

Was ist ein gutes Gespräch?

Zuhören, nachfragen, ehrlich sein – das sind die Zutaten für ein gutes Gespräch zwischen einem schwerkranken Menschen und seinen Angehörigen bzw. Freunden. Dabei geht es weniger um Gesprächstechniken, sondern mehr um die eigene innere Haltung.

1. Zeit und Mut für gute Gespräche

Gute Gespräche brauchen Zeit und einen geschützten Rahmen. Gute Gespräche sind von gegenseitigem Verständnis geprägt und von Offenheit füreinander. Insofern hat ein gutes Gespräch wenig mit Kommunikationstechniken oder einer Methode zu tun, sondern vielmehr mit einer inneren Haltung. Einer Haltung, in der wir mitfühlen können und präsent sind. Durch Achtsamkeit können wir bewusst das »Hier und Jetzt« und die Einzigartigkeit der Situation erleben. Das gelingt natürlich nicht immer, aber wir können es zumindest versuchen. Machen wir uns die Ausnahmesituation des Lebensendes bewusst, so hilft es uns, mit dem Wesentlichen in Kontakt zu kommen, wenn wir es zulassen.

Gute Gespräche brauchen aber manchmal auch Mut. Denn gute Gespräche können anstrengend sein, gerade am Lebensende, an dem wir uns alle den existenziellen Fragen und Ängsten stellen und lebenswichtige Entscheidungen treffen müssen. Wir müssen eigene Gefühle oder die des anderen aushalten und schwierige Themen besprechen. Oft jedoch ist nach dieser Anstrengung und dem damit verbundenen Unbehagen die Erleichterung groß, sich intensiv und umfassend ausgesprochen zu haben. Denn diese Gelegenheit wird es in der Zukunft nicht mehr geben.

Es gibt jedoch auch Momente, in denen ein gutes Gespräch ganz leicht fällt, weil es sich einfach so ergibt, weil die Atmosphäre stimmt, weil beide Gesprächspartner sich aufeinander einlassen, sich gegenseitig vertrauen und Zeit haben. Gute Gespräche, auch am Lebensende, können eine Leichtigkeit haben, dürfen sich auch um Alltägliches, wie Brezel, bügeln und Sockenfarbe drehen und sie dürfen auch humorvoll sein. Hier zählen dann die gemeinsam verbrachte Zeit, das vielleicht unausgesprochene Verständnis und die Zuneigung zum anderen mehr als der Gesprächsinhalt.

Vor dem Gespräch: Bei sich ankommen

Als Vorbereitung auf ein Gespräch sollten Sie zunächst klären, wie es Ihnen persönlich eigentlich geht. Das können Sie allein für sich tun, ganz gleich, ob Sie erkrankt sind oder ob Sie als Angehörige/-r einen sterbenskranken Menschen beispielsweise auf der Palliativstation, im Krankenhaus oder zu Hause besuchen wollen.

So können **Sie als Sterbenskranke/-r** sich folgende Fragen stellen und sich hier ein paar Gedanken notieren:

Habe ich gerade große Angst, vor der nächsten Behandlung, vor dem Sterben, vor dem Tod?

Würde es mich erleichtern, darüber zu sprechen?

Mache ich mir gerade große Sorgen, zum Beispiel über die Zukunft meiner Familie, die bald ohne mich zurechtkommen muss?

Ärgere ich mich über einen Arzt oder eine Pflegekraft?

Leide ich gerade unter großen Schmerzen?

Oder bin ich im Moment ganz froh darüber, dass die Symptome sich bessern, dass ich mich dort, wo ich mich gerade befinde, wo ich betreut werde, recht geborgen fühle?

Als **Angehörige/-r** ist es wichtig, sich ehrlich mit den Themen Krankheit, Sterben, Tod auseinanderzusetzen. Über folgende Fragen könnten Sie nachdenken:

Ich sehe der Begegnung mit dem schwerkranken Menschen vielleicht ängstlich entgegen. Wovor genau habe ich Angst?

___

Bin ich verunsichert, weil ich nicht weiß, wie ich mich einem Sterbenskranken gegenüber verhalten soll?

___

Was darf ich sagen und was nicht?

___

Bin ich vielleicht gerade aggressiv, weil der Kranke immer mehr Raum einnimmt?

___

Fühle ich mich überfordert und gestresst? Falls ja, wovon?

___

Oder freue ich mich auf die Begegnung? Worauf besonders?

___

Generell können beide Gesprächsparteien sich vor einem Gespräch folgende drei Fragen stellen:

Wie geht es mir eigentlich gerade?
In extremen Lebenssituationen herrscht im Inneren oft ein großer Druck und viele Gefühle melden sich gleichzeitig. Versuchen Sie, Ihre Gefühle und Gedanken zu sortieren. Nehmen Sie wahr, wie es in Ihrem Inneren aussieht, ohne es zu bewerten. Gehen Sie freundlich und mitfühlend mit sich selbst um. Hilfreich ist dabei, tief ein- und auszuatmen.

Was brauche ich?
Falls Sie großem Stress ausgesetzt sind und gleichzeitig Angst, Trauer, Wut empfinden, überlegen Sie, was Sie brauchen, damit es Ihnen besser geht. Manchmal hilft schon ein kurzer Spaziergang an der fri-

schen Luft oder ein Kaffee. Sorgen und Ängste, Trauer und Wut tatsächlich auszusprechen erleichtert oftmals. Überlegen Sie, worüber Sie noch reden wollen.

Wie stehe ich zu dem anderen?

Überlegen Sie, was der andere Mensch, der Sie gleich besuchen kommt oder den Sie gleich besuchen, Ihnen bedeutet. Wie stehen Sie zu ihm, was verbindet Sie mit ihm? Gibt es etwas, das Sie dem anderen sagen möchte?

Ins Gespräch einsteigen: Nach dem andern fragen, von sich erzählen

Um bei der Begegnung mit einem schwer erkrankten Menschen das Unbehagen zu überwinden, eignen sich Fragen nach der ersten Begrüßung gut für den Einstieg in ein Gespräch. Ein ehrlich gemeintes »Wie geht es dir heute?« oder »Wie war dein Tag gestern/heute?«, bringen ein Gespräch meist ganz natürlich in Gang.

Oder Sie erzählen von sich, was Sie erlebt haben oder auch, was Ihnen auf dem Herzen liegt:

»Weißt du, was mir heute passiert ist?«

»Ich würde gerne mit dir über etwas sprechen.«

2. So hören Sie richtig zu

Im Gespräch: Aktives Zuhören

In einem Gespräch redet die eine Seite – die andere hört zu. So scheint es selbstverständlich und normal zu sein. Doch wie hören Sie zu, wenn Sie selbst nicht reden? Sind Sie mit den Gedanken beim Redenden oder schweifen Sie ab? Bewerten Sie sofort, was Ihr Gegenüber erzählt? Formulieren Sie vielleicht schon in Gedanken eine Gegenrede? Oder unterbrechen Sie Ihr Gegenüber dauernd? Denn nicht nur wie Sie sprechen und was Sie sagen, sondern auch wie Sie zuhören, beeinflusst das Gespräch entscheidend.

Im Zentrum eines Gesprächs steht damit das sogenannte aktive Zuhören. Wesentlich für das aktive Zuhören ist:

- Seien Sie empathisch, mitfühlend und versuchen Sie, die Welt aus Sicht des anderen zu erfassen.
- Seien Sie authentisch, verstecken Sie sich nicht hinter einer Rolle.
- Akzeptieren Sie den anderen und bringen Sie ihm Wertschätzung entgegen.

Gerade am Lebensende haben Wahrnehmen und Zuhören eine besondere Bedeutung, denn sowohl für den Sterbenskranken als auch für den Angehörigen geht es um besonders existenzielle Fragen und besonders schwierige Gefühle wie Angst, Wut, Trauer, Verzweiflung. Durch aktives Zuhören können Sie den anderen dazu ermuntern, darüber zu reden. Der Sprechende, dem Sie auf diese Weise zuhören, wird sich wohl und angenommen fühlen, sodass er sich womöglich weiter öffnet.

Interesse hilft

Vielleicht fällt es Ihnen als Angehörige/-r schwer, beim Zuhören die existenziellen Nöte und Gefühle Ihres Gegenübers an sich heranzulassen. Vielleicht tauchen bei Ihnen Ängste auf oder Sie spüren Widerstände. Interesse an dem kranken Menschen kann es Ihnen jedoch leichter machen. Wie geht es ihm oder ihr gerade wirklich? Und auch die Neugier, was Sterben und Tod betrifft, hilft. Schließlich betreten sowohl der Sterbenskranke als auch alle, die mit ihm Kontakt haben, ein unbekanntes Gelände. Niemand weiß, was den Menschen nach seinem endgültigen Abschied erwartet. Warum sollte man nicht auch – trotz aller Angst und Trauer – neugierig darauf sein und erforschen wollen, wie es sich anfühlt, kurz vor dem Lebensende zu stehen?

ANNE WINTER: NACHFRAGEN

Der Vater von Anne Winter ist aus dem Krankenhaus in ein Pflegeheim gekommen. Zu Hause können seine Tochter und seine Frau ihn nicht mehr versorgen, weil sie seine Pflege allein nicht mehr schaffen. Obwohl er dem Heim vorher zugestimmt hatte, sagt er am ersten Tag zu seiner Tochter: »Am liebsten möchte ich wieder nach Hause!« Anne Winter fragt nach: »Was vermisst du denn am meisten? Was könnte dir beim Einleben helfen?« Der Vater überlegt und sagt: »Ich hätte gerne mein Radio. Und am liebsten noch den CD-Player und meine Klassik-CDs.« Die Familie bringt ihm beides, was dem Vater über die ersten Eingewöhnungshürden hinweghilft.

Seien Sie empathisch

Versetzen Sie sich an die Stelle Ihres Gesprächspartners.
Wie würde es **Ihnen als Angehörige/-r** in der Situation des Sterbenskranken ergehen?

Wenn es **Ihnen als Kranke/-r** nicht zu schlecht geht: Versuchen auch Sie immer mal wieder die Situation der Partnerin, des Partners zu verstehen, der Tochter, des Sohnes, der Freundin oder des Kollegen.

Bestätigen Sie Gehörtes

Geben Sie immer wieder Signale, dass Sie wirklich zuhören und ganz bei dem anderen sind, beispielsweise durch »Hmm«, »Ja«, »Aha« oder auch »Das ist ja interessant!«

Falls Sie etwas gut nachvollziehen können, machen Sie es durch folgende Sätze deutlich:

»Das kann ich verstehen.«
»Das würde mir auch so gehen.«
»Da hast du recht.« »Da haben Sie recht.«

Stellen Sie Fragen

Fragen Sie nach, wenn Sie etwas nicht richtig verstanden haben oder genauer wissen wollen. Hilfreich sind Fragen, die wirklich ehrlich gemeint sind und den anderen dazu ermuntern, mehr von sich zu erzählen. Beispielsweise die folgenden:

»Kannst du das bitte noch einmal genauer erklären?«
»Und wie fühlst du dich dabei?«
»Was meinst du damit?«
»Wie war das damals genau?«

Dieser Punkt ist besonders im Umgang mit Ärzten und Pflegepersonal wichtig. Hier dient das Nachfragen dazu, mehr Informationen zu bekommen.

Fassen Sie zusammen

Sie können das Gehörte auch kurz zusammenfassen und fragen:

»Meinst du das so?«, »Meinen Sie das so?«
»Habe ich das richtig verstanden?«

Lassen Sie Ihr Gegenüber ausreden

Halten Sie sich vorerst mit der eigenen Meinung zurück. Haben Sie Geduld, unterbrechen Sie den anderen nicht. Das bedeutet auch, sich durch eventuelle Vorwürfe oder Kritik nicht aus der Ruhe bringen zu lassen. Das ist zwar leicht gesagt, aber versuchen Sie es trotzdem.

Halten Sie Pausen aus

Pausen können ein Zeichen von Ratlosigkeit oder Unsicherheit sein. Aber auch ein Zeichen des Nachdenkens, der Konzentration. Ihr Gegenüber überlegt, was er/sie als Nächstes sagen möchte. Versuchen Sie zu spüren, wie es ihm dabei gerade geht. Für Sie als Zuhörende/-r ist dieser Moment auch eine gute Gelegenheit, um das Gesagte nachwirken zu lassen. Spüren Sie nach, welche Gefühle oder Gedanken in Ihnen aufkommen.

Achten Sie auf Ihre Gefühle

Wie ergeht es Ihnen während des Gesprächs? Was lösen bestimmte Äußerungen Ihres Gegenübers bei Ihnen aus? Vielleicht Angst, vielleicht Ärger oder auch Freude? Spüren Sie nach, ohne sofort zu reagieren.

3. Was beim Sprechen wichtig ist

Im Gespräch: Von Herzen sprechen

Ich zeige etwas von mir – und du zeigst etwas von dir. Auf dieser Grundlage kann ein gutes Gespräch entstehen. Ein gutes Gespräch gelingt, wenn Sie einander zugewandt sind und ehrlich miteinander reden. Sprechen Sie von Herzen! Sprechen Sie nicht, um zu beeindrucken, sich in den Vordergrund zu drängen oder um überhaupt irgendwas zu sagen. Bleiben Sie vielmehr ganz bei sich, bei Ihren eigenen Gefühlen und Meinungen, und drücken Sie diese in Form von Ich-Botschaften aus (s. Tabelle »Dos and Don'ts«, Seite 29).

BIRGIT WELLENFELS: EHRLICH ANTWORTEN

Birgit Wellenfels sitzt lange am Bett der Mutter. Sie reden nicht viel. Plötzlich fragt die Mutter: »War es richtig, Führerin im Bund deutscher Mädel zu werden?« Birgit Wellenfels überlegt einen Augenblick: Soll sie sagen, was sie denkt? Wie sehr belastet eine ehrliche Antwort die sterbenskranke Mutter? Sie entscheidet sich dafür, aufrichtig zu sein, und sagt deutlich: »Nein.« Die Mutter seufzt und erwidert: »Stimmt!« Birgit Wellenfels ist sich sicher, dass sie richtig gehandelt hat: »Meine Mutter wusste es selbst.«

In Begegnungen zwischen sterbenskranken Menschen und ihren Partnern oder anderen, die ihnen nahestehen, passiert es häufig, dass aus Hilflosigkeit zu Phrasen gegriffen wird wie »Das wird schon wieder!«. Das ist zwar gut gemeint, verhindert aber ein offenes Gespräch. Die Erfahrung und auch wissenschaftliche Untersuchungen zeigen, dass sich viele sterbenskranke Menschen Ehrlichkeit wünschen. Seien Sie als Angehörige/-r daher lieber ehrlich und vermeiden Sie ein »Drumherum-Reden«. Es kann für alle Beteiligten sehr tröstlich sein, über das zu sprechen, was sonst unausgesprochen bleibt.

DOS	DON'TS
Ich-Botschaften: »Ich denke, …« »Ich wünsche mir, …« »Ich frage mich …« »Ich möchte …« »Ich fühle mich …« »Ich glaube, dass …« »Mir liegt etwas auf dem Herzen.« »Was mich gerade belastet.«	**Floskeln:** »Das wird schon wieder.« »Lass dich nicht unterkriegen.« »Alles halb so wild.« »Du machst das schon.«
Ehrliche Fragen stellen: »Wie geht es dir wirklich damit?« »Was denkst du über deine Situation?« »Wie wirst du damit fertig?« »Was könnte dir helfen?« »Wie kann ich dir helfen?« »Was meinst du genau damit?« »Was ich dich schon immer fragen wollte …«	**Verharmlosen, belehren:** »Nächste Woche können wir bestimmt wieder ein Eis zusammen essen!« »Die Ärzte hier machen dich schon wieder gesund.« »Du musst nur einfach mehr essen!«

Nach dem Gespräch: Dank und Verabschiedung

Ein gutes Gespräch zeichnet sich auch durch einen höflichen, wertschätzenden Abschied aus. Nutzen Sie die Gelegenheit, sich am Ende des Treffens zu bedanken: für das Gespräch, die Offenheit, die Hilfsbereitschaft, die möglicherweise gefundenen Lösungsansätze oder neuen Behandlungsmöglichkeiten.

Folgende Formulierungen könnten Sie dafür nutzen:

»Danke, dass du mir zugehört hast.«
»Danke, dass du gekommen bist.«
»Ich freue mich, dass wir uns so gut unterhalten konnten.«
»Es war schön heute Nachmittag mit dir.«
»Wie toll, dass du mir das anvertraut hast.«
»Danke, dass du mir bei den Formalitäten helfen willst.«
»Das nächste Mal könnten wir ja mal … machen?«
»Wann soll ich wiederkommen? Wann passt es dir?«

»Herr/Frau Doktor XY, dieses Gespräch hat mich sehr beruhigt. Danke für Ihre Unterstützung.«
»Liebe Frau XY, danke, dass Sie meine Wünsche bei der Pflege berücksichtigen wollen. So fühle ich mich gleich viel wohler.«
»Danke, Herr XY, dass Sie sich so um meinen Vater kümmern. Hier ist er in guten Händen und ich bin gleich viel beruhigter.«

Solch eine Verabschiedung ist nicht nur ein Zeichen der Höflichkeit, Sie schaffen damit auch eine Vertrauensbasis zu Ihrem Gesprächspartner, sodass die nächsten Treffen und Behandlungstermine bereits von vornherein auf einer guten Grundlage stehen.

KAPITEL 2

Wenn Gespräche schwierig werden

Verdrängung, Aggressionen, Wut, Überforderung – die Kommunikation ist gerade am Lebensende nicht immer einfach. Was sollten die Kranken und die nahestehenden Menschen vor und in schwierigen Gesprächen beachten?

1. Phasen der Verarbeitung

Der Umgang miteinander ist gerade am Lebensende nicht immer einfach. Der Druck ist groß, weil körperliches oder seelisches Leid die Sterbenskranken belasten. Gerade sie müssen viele Abschiede verkraften. In solchen Momenten kann es hilfreich sein, sich vor Augen zu führen, dass Gefühle und Verarbeitungsstrategien jederzeit wechseln können, bei einem selber und bei dem anderen. Mit dieser Erkenntnis können Sie eventuelle Kommunikationsprobleme und Streitereien vielleicht besser verstehen.

ANNE WINTER: HOFFNUNG LASSEN

Anne Winter sitzt mit ihrem Vater im Auto. Der Vater fragt: »Glaubst du, ich werde wieder gesund?« Anne Winter versucht, behutsam zu antworten: »Das würden wir uns alle sehr wünschen, aber ich bin mir nicht sicher.« Manchmal lässt sie ihm auch die Hoffnung; die Rückenschmerzen, die von den Krebsmetastasen verursacht werden, kommentiert der Vater oftmals: »Ach, Ischiasschmerzen haben ja viele.« In diesen Momenten hält sich Anne Winter zurück und sagt nichts.

Beim Umgang mit dem nahenden Tod haben Experten bei Sterbenden und ihren Angehörigen Trauerphasen ausgemacht: Verdrängung, starke Emotionen, Kontrolle und Loslassen.[2] Diese Phasen laufen jedoch nicht unbedingt nacheinander ab. Manchmal tauchen sie in anderer Reihenfolge auf oder auch gleichzeitig. Manche Menschen erleben auch nur eine dieser Phasen. Die folgende Tabelle zeigt diese Phasen und wie Sie in Gesprächen entsprechend reagieren können.

---

2 Die Psychiaterin und Sterbeforscherin Elisabeth Kübler-Ross nennt fünf Phasen der Trauer (s. auch Kübler-Ross: »Interviews mit Sterbenden«, in »Weiterführende Literatur und Quellen«). Die Psychologin Verena Kast beschreibt vier Trauerphasen (s. auch Kast: »Trauern: Phasen und Chancen des psychischen Prozesses«, in »Weiterführende Literatur und Quellen«). Zusammen mit Asita Behzadi und Anja Hermann entwickelte ich diese Phasen – im Hinblick auf die Kommunikation am Lebensende – weiter.

Zwischen Verleugnen und Akzeptieren – so können Sie reagieren

PHASE 1: VERDRÄNGUNG/VERNEINUNG

WAS PASSIERT UND WARUM?	WIE KANN ICH MICH VERHALTEN?	MÖGLICHE EINSTIEGS- UND ANTWORTSÄTZE
In diesem Zustand befindet sich der sterbenskranke Mensch oder der Angehörige in einer Art Betäubung – ein sinnvoller Mechanismus, um sich vor Gefühlen zu schützen, die man noch nicht oder zurzeit nicht aushalten kann. Das kann aber auch zu Konflikten führen.	Respektieren Sie wenn möglich diese Reaktion. Versuchen Sie, dem Impuls zu widerstehen, die Gegebenheiten richtigstellen zu wollen. Das kommt bei dem anderen nicht an. Gehen Sie so weit wie möglich mit dem anderen mit. Wählen Sie vorsichtige Formulierungen, die das Gesagte nicht abstreiten, den anderen aber auch nicht konfrontieren.	• »Ich bin mir da nicht so sicher …« • »Ich denke mal darüber nach …« • »Wir können ja mal schauen, wie es sich entwickelt …« • »Es könnte sein, dass wir nicht mehr so viel Zeit haben.« • »Ich würde dir gerne sagen, wie ich die Dinge sehe.«

PHASE 2: STARKE EMOTIONEN

WAS PASSIERT UND WARUM?	WIE KANN ICH MICH VERHALTEN?	MÖGLICHE EINSTIEGS- UND ANTWORTSÄTZE
Trotz des Versuchs, sich vor heftigen Emotionen zu schützen (s. o.), brechen die Gefühle aus: Verzweiflung, Wut, Traurigkeit, Zukunftsangst, Trauer. Die Gefühle können schnell abwechseln: Mal könnten Sie vor Wut schreien, mal haben Sie das Bedürfnis, sich zurückzuziehen. Vielleicht haben Sie das Gefühl, die Kontrolle zu verlieren. Das kann sehr bedrohlich sein.	Nehmen Sie die Gefühlsausbrüche nicht persönlich. Benennen Sie Ihre Wahrnehmung. Fragen Sie sich, ob Sie die Emotionen des anderen aushalten können. Wenn nicht, grenzen Sie sich ab.	• »Du bist ja heute so still?« • »Es fällt mir schwer, dich den ganzen Tag weinen zu sehen.« • »Ich weiß, das ist für dich auch schwer.« • »Wenn du so wütend bist, gehe ich jetzt raus!« • »Warum bist du so sauer?« • »Das ist mir gerade zu viel!« • »Ich halte es nicht aus, wenn du …«

PHASE 3: DER VERSUCH, KONTROLLE ZURÜCKZUGEWINNEN

WAS PASSIERT UND WARUM?	WIE KANN ICH MICH VERHALTEN?	MÖGLICHE EINSTIEGS- UND ANTWORTSÄTZE
Es gelingt Ihnen ein Stück weit, die Kontrolle zurückzugewinnen. Sie ringen um Fassung. Sie können wieder klarer denken. In einer solchen Phase ist es zeitweise wieder möglich, sich mit dem Leben, mit der Zukunft und mit der Vergangenheit auseinanderzusetzen. Sie sind in der Lage, sich auf Ihre Ressourcen zu besinnen: Was hat mir bisher in Krisen geholfen? Wer könnte mich unterstützen?	Fragen Sie sich, was noch geklärt werden muss. Was steht jetzt an? Das können ganz praktische Dinge sein. Oder es geht um Lebensthemen, schwierige Erlebnisse, die Suche nach dem Sinn des eigenen Lebens. Was wünschen Sie sich, welche Bedürfnisse haben Sie?	• »Mir liegt die Frage des Sorgerechts für unser Kind auf dem Herzen.« • »Es würde mich beruhigen, wenn du mein Bevollmächtigter wärst. Können wir mal über eine Vorsorgevollmacht sprechen?« • »Da ist was, das haben wir nie besprochen …« • »Was ist eigentlich mit …?« • »Ich wollte doch immer heiraten …« • »Ich brauche jemanden, der mich bei … unterstützt.« • »Ich habe mich noch gar nicht um die Steuer/Versicherung/Rente gekümmert.«

PHASE 4: LOSLASSEN / DEN ANDEREN GEHEN LASSEN

WAS PASSIERT UND WARUM?	WIE KANN ICH MICH VERHALTEN?	MÖGLICHE EINSTIEGS- UND ANTWORTSÄTZE
Es ist, wie es ist. Sie können die Situation akzeptieren. Als Angehöriger können Sie sagen: »Mein Mann, meine Frau, meine Schwester, meine Freundin darf jetzt gehen.« Als schwerkranker Mensch akzeptieren Sie das nahende Sterben, erwarten es womöglich. Vielleicht auch einfach deshalb, weil Sie keine Kraft mehr haben.	Es ist Raum da, um sich Geschichten aus der Vergangenheit zu erzählen, gemeinsam Erlebtes Revue passieren zu lassen. Es ist auch Zeit, von Plänen für die Zukunft zu erzählen. Manchmal kann das Sterben, der Abschied, die Trauerfeier besprochen werden. Die Gespräche müssen nicht immer versöhnlich sein: Vielleicht kommt zum Beispiel noch ein unangenehmes Familiengeheimnis zum Vorschein. Vielleicht wird auch nicht mehr viel gesprochen, Sie sitzen friedlich beieinander, jeder ist bei sich.	• »Weißt du noch, als wir damals …« • »Ich denke gerade an …« • »Ich habe vor, … zu machen. Was hältst du davon?« • »Ich hätte zu meiner Beerdigung unbedingt gerne …« • »Ich brauche deinen Rat: Was soll ich machen mit …?« • »Du darfst gehen.« • »Du kannst beruhigt sein.« • »Ich bin bei dir.«

Schwierig wird die Kommunikation besonders dann, wenn die am Gespräch Teilnehmenden sich in unterschiedlichen Stimmungen oder Phasen befinden. Muss sich jemand von ihnen gerade schützen und neigt dazu, die Tatsachen zu verleugnen, ist es sicherlich nur schwer möglich, beispielsweise die Beerdigung zu planen. Herrscht auf einer Seite das Gefühlschaos oder die Wut vor, so wird es schwierig, ruhige Gespräche zu führen. Nachfolgende Überlegungen helfen Ihnen, Klarheit zu gewinnen.

2. Wenn die Kommunikation stockt

Vor dem Gespräch: Beobachten Sie genau

Wenn Sie merken, dass der Umgang miteinander gerade schwierig ist, versuchen Sie, die Situation und die damit verbundenen Gefühle genau wahrzunehmen:

Was ist jetzt los?

___

Wo stehe ich gerade?

___

Was sind zurzeit meine vorherrschenden Gefühle?

___

Was nehme ich am anderen wahr?

___

Im Gespräch: Beobachtungen und Bedürfnisse formulieren

Sprechen Sie auch während des Gesprächs aus, was Sie wahrnehmen. Formulieren Sie jedoch keinen Vorwurf, sondern eine Ich-Botschaft:

»Ich bemerke, dass …«
»Ich bin enttäuscht, ärgerlich, dass …«
»Für mich ist das gerade …«

Versuchen Sie trotzdem immer wieder, eigene Bedürfnisse zu formulieren und damit zum weiteren Gespräch einzuladen:

»Ich würde so gerne etwas mit dir besprechen.«
»Ich merke, du möchtest es nicht unbedingt hören, aber Folgendes ist mir wichtig.«

3. Mit Konflikten umgehen

Man sollte meinen, dass sich am Lebensende alle Beteiligten um Versöhnung, um ein harmonisches Miteinander und um Lösungen von Meinungsverschiedenheiten bemühen. Doch das ist eine Idealvorstellung, die oft nicht der Realität entspricht. In vielen Fällen wird bis zuletzt erbittert miteinander gestritten: die Angehörigen mit den Sterbenskranken, aber häufig auch die Familienmitglieder untereinander. Der sterbenskranke Mensch als auch seine Angehörigen und seine engen Freundinnen und Freunde befinden sich in dieser Zeit in einer existenziellen Ausnahmesituation. Der Druck steigt erheblich, denn es müssen nicht nur Unmengen an praktischen Fragen beantwortet und Entscheidungen getroffen werden, alle Beteiligten müssen zudem psychische Abgründe und ein Wirrwarr an Gefühlen aushalten. Das fällt keinem Menschen wirklich leicht.

Bei allen, die dem Tod entgegensehen, können sich die tiefe Trauer, die unglaubliche Angst und die möglichen Ohnmachtsgefühle in Wut äußern, die sich gegen Ihre gesunde Partnerin, Ihren gesunden Partner oder Ihre anderen Angehörigen oder Freunde richtet. Wenn Sie sich diesen Zusammenhang bewusst machen, kann allein diese Erkenntnis Ihnen im Umgang mit Ihrem Gegenüber helfen.

Angehörige wiederum können sich überfordert fühlen, weil sie sich nicht nur um vieles kümmern, sondern auch das Leid des anderen und ihre eigene Trauer ertragen müssen. Dies alles kann möglicherweise aggressiv machen (s. Kapitel 3, »Gespräche aus Sicht der Angehörigen«, Seite 60), zu Streit mit den Kranken oder anderen Familienangehörigen oder Freunden führen. Versuchen Sie daher, sich in Form von Gesprächen Entlastung zu verschaffen und nehmen Sie auch selbst konkrete Hilfe an (s. Kapitel 3, »Gespräche aus Sicht der Angehörigen«, Seite 66).

ANNE WINTER: »MEINE SCHWESTER KÜMMERT SICH UM NICHTS!«

Anne Winter ist vorübergehend nach München gezogen, um sich um ihren Vater zu kümmern. Ihre jüngere Schwester, die sehr viel näher wohnt, lässt sich nur selten blicken. Anne Winter ist sauer: »Ich kümmere mich um alles, ich habe nach einem passenden Heim gesucht, telefoniere mit den Ärzten, organisiere den Umzug, besorge einen Rollstuhl, räume die Wohnung aus, besuche meinen Vater regelmäßig – und sie schafft es in zwei Monaten noch nicht mal, den Vater ein einziges Mal zu besuchen.« Wie spricht sie ihre Schwester darauf an?

Variante 1: »Ich kümmere mich um alles – du kümmerst dich um nichts! Das finde ich ziemlich rücksichtslos von dir!« (Vorwurf)

Variante 2: »Ich wünsche mir, dass du auch ein paar Aufgaben übernimmst. Es gibt so viel zu tun! Gibt es etwas, was für dich zu schaffen ist?« (Wunsch)

Anne Winter springt über ihren eigenen Schatten: Sie unterdrückt gegenüber ihrer Schwester den Vorwurf, der ihr auf der Zunge liegt, und äußert statt dessen einen Wunsch (s. »VW-Regel«, Seite 62).
So verhindert sie, dass ihre Schwester sich angegriffen fühlt.
Nach längerem Nachdenken wird Anne Winter klar, dass der Konflikt mit ihrer Schwester bis in die Kindheit zurückreicht: Ihre jüngere Schwester war aus Annes Sicht immer das »Lieblingskind« des Vaters, wurde verwöhnt und bekam viel Zuwendung, während sie als ältere Schwester viel helfen musste und sich oft allein gelassen fühlte. Diese Erkenntnis allein lindert den Ärger über ihre Schwester etwas. Anne Winter nimmt sich vor, mit ihrer Schwester demnächst darüber zu sprechen, wie sie die Rollenverteilung unter den Schwestern wahrgenommen hat.

Vor dem Gespräch: Sortieren Sie Ihre Gefühle

Wichtig ist es, dass Sie möglichst nicht sofort reagieren, wenn Sie gerade wütend sind oder sich verletzt fühlen. In einem aufgewühlten Zustand können Sie kein ruhiges Gespräch führen und auch keine gute oder angemessene Lösung für ein Problem finden. Warten Sie ab, bis sich Wut, Ärger und Aufregung gelegt haben. Beobachten Sie Ihre Emotionen jedoch genau, lassen Sie sie zu und nehmen Sie sie ernst, aber handeln Sie erst einmal nicht. Versuchen Sie zu ergründen, warum Sie so wütend sind. Vielleicht versteckt sich hinter Ihrer Wut vielmehr Trauer oder Angst. Möglicherweise wird Ihr Partner gerade zur Projektionsfläche für die Gefühle, die Sie selbst nur schwer aushalten können. Es könnte natürlich auch sein, dass Ihr Gegenüber gerade Ihren »wunden Punkt« erwischt hat. Sobald Sie sich über die Ursachen Ihrer Gefühle klar sind, können Sie möglicherweise viel besonnener und hilfreicher agieren.

Vermeiden Sie Schuldzuweisungen

Konfliktgespräche eskalieren häufig, weil die Beteiligten die Tendenz haben, die Ursache des Konflikts nur bei dem anderen zu sehen. Das wird oftmals noch mit einer Opfer-Haltung kombiniert, die von inneren Glaubenssätzen begleitet ist wie »Schuld an dem ganzen Schlamassel ist der andere« »Ich selbst kann nichts dafür« oder: »Ich selbst kann nichts dagegen tun«. Eine solche Haltung verstellt den Blick für den eigenen Anteil an der Auseinandersetzung. Denn zu einer Beziehung, zu einem Streit gehören immer (mindestens) zwei. Fassen Sie sich an die eigene Nase! Genau hinzuschauen, ob und was man selbst zu dem Konflikt beigetragen hat, heißt nicht, die Schuld bei sich zu suchen. Es geht vielmehr darum, die unterschiedlichen Positionen, die jeweiligen Empfindlichkeiten und auch die Hintergründe sowie die Geschichte des Konflikts besser zu verstehen. Oft stecken hinter aktuellen Streitereien alte Konflikte und Konstellationen innerhalb einer Familie, die sich über die Jahre verhärtet haben.

Wechseln Sie die Perspektive
Versuchen Sie, sich in die andere Person hineinzuversetzen. Wie sieht die Situation wohl aus deren Sicht aus? Können Sie Ihr Gegenüber, wenn Sie ehrlich sind, nicht auch ein bisschen verstehen? Versuchen Sie zu ergründen, warum sie oder er sich gerade so verhält oder anderer Meinung ist.

Überlegen **Sie als Angehörige/-r,** ob die oder der Kranke gerade starke Schmerzen hat oder unter anderen quälenden Symptomen leidet.

Sie als Erkrankte/-r sollten bedenken, dass Ihre Angehörigen vermutlich große Angst um Sie haben und mit Trauergefühlen oder Überforderung kämpfen.

Im Gespräch: Hören Sie zu, fragen Sie nach

Gerade in Konfliktgesprächen sind aktives Zuhören und Nachfragen sehr wichtig. Finden Sie so genau wie möglich heraus, was Ihr Gegenüber Ihnen sagen will. Achten Sie auf die Argumente, aber auch auf die persönliche Situation.

Gleichzeitig sollten Sie erklären, wie es Ihnen selbst geht. Äußern Sie Ihre eigenen Bedürfnisse und Wünsche. Wichtig ist es dabei, dass Sie Ihrem Gegenüber keine Vorwürfe machen, denn sie erzeugen bei dem anderen Widerstand und Ärger. Versuchen Sie, mögliche Vorwürfe in Wünsche umzuformulieren (»VW-Regel«, s. Tabelle »Regeln für Konfliktgespräche« und s. »Über Gefühle sprechen«, Seite 60).

Regeln für Konfliktgespräche

REGEL	BEISPIELE
Vermitteln Sie Ich-Botschaften. Drücken Sie Ihre eigenen Gefühle aus.	• »Ich bin enttäuscht.« • »Das verletzt mich.« • »Bei mir erzeugt das eine große Wut.« • (Nicht: »Du enttäuschst mich«, »Du verletzt mich«, »Du verhältst dich so blöd, kein Wunder, dass ich so wütend bin.«
Stellen Sie Fragen.	• »Was genau ärgert dich?« • »Warum ist dir das so wichtig?« • »Was ist für dich der richtige Weg?« • »Was ist deiner Meinung nach mein Anteil an dem Konflikt?«
Geben Sie dem/der anderen recht und äußern Sie Verständnis (nur, wenn Sie das auch wirklich so empfinden).	• »Das verstehe ich.« • »Das kann ich mir vorstellen.« • »An diesem Punkt stimme ich dir zu.«
Entschuldigen Sie sich.	• »Es tut mir leid, dass ich damals so gehandelt habe.« • »Ich wollte dich nicht verletzen, entschuldige bitte meine Reaktion.«
Sprechen Sie Kommunikationsprobleme an.	• »Ich habe den Eindruck, wir drehen uns im Kreis. Sollen wir eine Pause machen?« • »Mir scheint, wir kommen gerade nicht weiter. Woran liegt das?«
Vermeiden Sie Vorwürfe. Äußern Sie stattdessen einen Wunsch, der hinter dem Vorwurf stecken könnte (VW-Regel).	• Vorwurf: »Du hörst mir nie zu!« • Wunsch: »Ich wünsche mir, dass du mir mehr zuhörst und mich ausreden lässt. Mir ist es wichtig, dass du verstehst, was ich meine.«

Nach dem Gespräch: Verabreden Sie sich neu

Selbst wenn Ihr Gespräch nicht so verlaufen ist, wie Sie es sich gewünscht oder vorgestellt haben, sollten Sie nicht ohne einen Abschiedsgruß auseinandergehen. Auch bei einem Streit können Sie versuchen, zum Abschluss versöhnliche Worte zu finden. Das kann die Gemüter schnell beruhigen. Fassen Sie eventuell Ihre Gefühlslage noch einmal zusammen und schlagen Sie ein neues Gespräch vor.
So können Sie beispielsweise sagen:

> »Ich möchte mich gar nicht mit dir streiten! Lass uns erst mal das Thema wechseln.«
>
> »Heute bin ich leider viel zu aufgewühlt, um etwas zu entscheiden. Können wir das morgen / ein anderes Mal weiter besprechen?«
>
> »Ich möchte jetzt erst einmal über alles nachdenken. Lass uns nächste Woche noch einmal darüber reden.«
>
> »Es tut mir leid, dass wir uns so in die Haare gekriegt haben. Vielleicht finden wir zu einem anderen Zeitpunkt eine Lösung.«
>
> »Komm, lassen wir das erst mal. Ich habe Lust auf einen Kaffee, du auch?«

4. Vermittlung im Streitfall

ANNE WINTER: EINE PFLEGEKRAFT KLÄRT AUF

Der Vater von Anne Winter hat dem Pflegepersonal zu verstehen gegeben, dass er nichts mehr essen und trinken möchte. Seine Ehefrau kann das nicht akzeptieren: »Er muss doch aber was essen, damit er wieder mehr zu Kräften kommt!« Anne Winter weist sie darauf hin, dass der Vater das offensichtlich nicht mehr will. Die Mutter versucht trotzdem am nächsten Tag, dem Vater Joghurt einzuflößen. »Den Erdbeerjoghurt mochtest du doch immer so gerne!« Anne Winter ärgert sich und streitet sich mit der Mutter. Als diese sich nicht einsichtig zeigt, veranlasst Anne Winter ein gemeinsames Gespräch mit der leitenden Pflegefachkraft. Diese erklärt Mutter und Tochter, dass es natürlich ist, wenn Sterbende nichts mehr essen möchten oder können. Und dass es eher unnötiges Leid bereitet, wenn Angehörige darauf bestehen, dass der sterbende Mensch etwas zu sich nehmen soll. Damit beide noch mehr über den natürlichen Sterbeprozess erfahren, gibt sie ihnen eine Informationsbroschüre und bietet an, dass sie sich bei Fragen an das Pflegeteam oder die Ärztinnen und Ärzte wenden können. Die vermittelnde Kompetenz der Pflegeleitung überzeugt die Mutter, sodass es nicht wieder zum Streit zwischen ihr und ihrer Tochter kommt.

In schwierigen Fällen, wenn keiner der Gesprächspartner von seinen Standpunkten abrückt, ist es auch möglich, einen Mediator einzuschalten. Das heißt, eine außenstehende Partei vermittelt zwischen den Personen, die sich nicht einig sind. Das kann jemand aus der Familie oder ein Freund sein, den alle anerkennen und der eine möglichst neutrale Position innehat. Oder man beauftragt professionell ausgebildete Mediatoren. Gerichtliche Auseinandersetzungen können so meistens vermieden werden. Bei einer solchen Mediation geht es nicht darum herauszufinden, wer recht hat, sondern die Mediatorin oder der Mediator unterstützt die Streithähne dabei, die jeweils andere Partei zu verstehen.

Oft werden dabei Übereinstimmungen entdeckt, mit denen vorher niemand gerechnet hat. Manchmal erreicht man innerhalb weniger Sitzungen eine Lösung, mit der alle leben können.

Doch es gibt auch viele Konflikte, die sich nicht lösen lassen. Dann müssen beide Seiten notgedrungen mit der Unstimmigkeit leben. Auch hier kann in manchen Fällen allein schon diese Erkenntnis eine Erleichterung sein und den Umgang miteinander in gewisser Weise entspannen, da der Konflikt zwar nicht gelöst, aber auch nicht weiter vertieft werden muss. Konflikte bedeuten ein Stück Lebendigkeit und können die letzte Möglichkeit sein, mehr voneinander zu verstehen.

ZUSANNA KACZMAREK: VERSÖHNUNG NICHT MÖGLICH

Zusanna Kaczmarek führte nach eigener Aussage eine gute Ehe mit ihrem Mann, mit dem sie zusammen zwei Söhne hat. Doch nach der Wende trennte sie sich von ihm: »Er konnte die politischen Veränderungen nicht so annehmen, das fand ich schwierig.« Seit zwei, drei Jahren haben ihre erwachsenen Söhne, 36 und 40 Jahre alt, keinen Kontakt mehr zu ihrem Vater. »Er ist ein eher engstirniger, nicht sehr herzlicher Mensch. Deshalb glaube ich nicht, dass wir das noch hinkriegen.« Und sie setzt noch hinzu: »Es ist, wie es ist. Man kann nicht alles haben.«

KAPITEL 3

»Ich möchte helfen, aber wie?« Gespräche aus Sicht der Angehörigen

Mit einem schwer erkrankten Menschen über seine Situation ins Gespräch zu kommen ist nicht leicht. Für heikle Themen braucht man Feinfühligkeit, um das Gegenüber nicht zu verletzen. Hier erfahren Sie, wie Sie sich auf solche Gespräche vorbereiten können.

1. Mehrfache Belastungen

Die Nachricht, dass ein ihnen nahestehender Mensch bald sterben wird, ist für Partner, Kinder, Eltern und Freunde ein Schock, der ihr Leben oftmals extrem verändert. Denn meist belastet diese Situation sie in doppelter Hinsicht: Sie kümmern sich aufopferungsvoll um die Kranke oder den Kranken. Sie kaufen ein, putzen im Haushalt, besorgen Rezepte, sprechen mit den Ärzten, organisieren Untersuchungen oder suchen einen Platz im Hospiz – die Liste von Aufgaben scheint schier endlos. Gleichzeitig geht ihr eigener Alltag mit all seinen Verpflichtungen weiter.

Auch emotional sind die An- und Zugehörigen oft mehrfach belastet: Sie leiden mit dem Kranken mit, müssen aber auch ihre eigene Trauer, ihre Ängste und Zukunftssorgen, ihre eigene Sterblichkeit aushalten. Zu dieser schwierigen Situation kommt zusätzlich noch die Unberechenbarkeit: Der Zustand der Patientin oder des Patienten kann sich täglich, manchmal stündlich ändern. Angehörige müssen deshalb darauf gefasst sein, sich immer wieder innerhalb kürzester Zeit auf Neues einzustellen. Sie befinden sich in ständiger Alarmbereitschaft, was äußerst anstrengend ist. So stoßen Angehörige oft an ihre körperlichen und psychischen Grenzen.

Doch auch darüber sollten Sie sprechen. Generell dürfen Sie über alles sprechen – auch mit der Kranken bzw. dem Kranken. Offene Gespräche können für beide Seiten erleichternd sein und für Ruhe, Klarheit und Klärung sorgen. Denn nur so bekommen Sie Antworten auf die vielen Fragen, vor allem auf die, die Sie gegenüber dem/der Sterbenskranken haben. Mithilfe dieser inneren Haltung können Sie klären, was wie geregelt werden soll, welche Wünsche noch bestehen, die Sie möglicherweise erfüllen können.

Doch es müssen nicht immer Gespräche über schwierige und tiefgründige Themen sein. Planen Sie den gemeinsamen Tag, reden Sie über Fußball oder Literatur, erzählen Sie auch von Ihren eigenen Sorgen im Beruf oder einfach über ein neues Rezept oder die Blumen auf dem Balkon. Sprechen Sie miteinander über Alltägliches, was gerade von Interesse sein könnte. Solche Gespräche sind nicht banal, sondern können sehr lebendig sein, Halt geben und trösten. Führen Sie sich in dieser Situation immer vor Augen, dass Ihr Gegenüber nicht nur sterbenskrank ist, sondern in erster Linie immer noch Ihr Partner, Ihre Ehefrau, Ihre Mutter, Ihr Vater, Ihr Bruder.

Bei all der Hilfe, die Sie als Angehörige dem schwererkrankten Menschen anbieten, sollten Sie jedoch nicht vergessen, auch an sich selbst zu denken. Für Ihre psychische und körperliche Gesundheit ist es essenziell, dass Sie gut für sich selbst sorgen und auch andere um Hilfe bitten.

Wichtige Fragen

Bevor Sie sich mit Ihrer Erkrankten oder Ihrem Erkrankten treffen, machen Sie sich Gedanken zu den folgenden Fragen. Sobald Sie sich über diese Punkte Klarheit verschafft haben, werden Sie vermutlich mit einer viel gelasseneren Haltung in die Begegnung gehen.

Was möchte ich für den kranken Menschen tun?

____

Was schaffe ich davon, und was nicht?

____

Was möchte oder muss ich mit dem Kranken besprechen?

____

Was ist meine größte Sorge?

____

Wer und was könnte mir in dieser Situation helfen?

____

2. Über das Sterben reden

Das vielleicht schwierigste Thema in der zwischenmenschlichen Kommunikation ist das Sprechen über das Sterben und den Tod. Sich dieses Thema als »Tagesordnungspunkt« vorzunehmen, führt oftmals nicht zum gewünschten Ziel, selbst wenn es beide Seiten sehr beschäftigt. Denn nicht selten tun die Schwerstkranken es mit den Worten ab: »Warum soll ich mir jetzt darüber Gedanken machen, ist ja noch nicht so weit!«, oder: »Jeder muss halt mal sterben.«

Die Erfahrung hat gezeigt, dass gerade Männer häufig versuchen, dieses Thema herunterzuspielen. Auch Menschen der älteren Generation, die als sogenannte Kriegskinder den Zweiten Weltkrieg miterlebt haben, pflegen manchmal einen recht nüchternen Umgang mit dem Sterben, nach dem Motto: »Da muss man eben durch.« Selbst für Menschen, die einen religiösen oder spirituellen Bezug haben, ist es oft nicht unbedingt leichter, über das Thema Sterben zu reden, auch wenn ihr Glauben ihnen Trost und Halt gibt.

Vor dem Gespräch: Gedanken über das eigene Sterben

Da auch derjenige, der weiterleben wird, sich mit Sterben, Tod und Trauer auseinandersetzen muss, sollten Sie sich Gedanken zu folgenden Fragen machen. Hilfreich kann sein, Ihre Überlegungen zu notieren und zu einem späteren Zeitpunkt eventuell zu ergänzen oder zu ändern, wenn Sie zu neuen Überzeugungen gelangt sind.

Wie stehe ich selbst zum Sterben?

____

Wie gehe ich mit meiner Trauer um?

____

Wie sehe ich meinem eigenen Tod entgegen?

____

Versuchen Sie dabei, keine trennende Grenze zwischen dem Sterbenden und sich selbst, dem Weiterlebenden, aufzubauen. Der Mensch, der in absehbarer Zeit sterben wird, ist uns nur ein Stück voraus. Wir alle müssen diesen Weg gehen, und wir können von dem sterbenskranken Menschen lernen.

Überlegen Sie sich zudem vor dem Gespräch, wo Sie es führen möchten, und schaffen Sie die geeigneten Rahmenbedingungen, soweit der Zustand Ihres Angehörigen oder Freundes es erlaubt. Es ist wichtig, dass Sie entspannt und in Ruhe miteinander sprechen können. Diese Orte dafür können ganz unterschiedlich sein, zum Beispiel Ihr Lieblingsrestaurant, zu Hause bei einem Glas Wein oder im Wald bei einem Spaziergang. Falls die/der Erkrankte das Krankenhaus oder Hospiz nicht verlassen kann, bieten sich ein schönes Café oder der Garten an. Erfragen Sie, wonach ihr oder ihm ist, damit Sie sicher sein können, gute Bedingungen für das Gespräch zu schaffen.

SOPHIE HEUMER: IM GARTEN

Sophie Heumer sitzt mit ihrem schwerkranken Bruder Markus Heumer und dessen Tochter im Garten des Hospizes. Mit ihrem Bruder kann Sophie Heumer zwar offen und ohne Tabus sprechen – doch in Gegenwart ihrer Nichte, einer psychisch etwas labilen jungen Frau, möchte sie das Thema Beerdigung vorsichtiger ansprechen. Deshalb wählt sie folgende Formulierung: »Wenn wir hier schon mal zusammenkommen: Es fällt mir zwar schwer, aber ich möchte doch gerne das Thema Beerdigung ansprechen.«

Ins Thema einsteigen: Behutsam vortasten

Sobald Sie während des Gesprächs das Bedürfnis verspüren, über das Thema Tod und Sterben zu sprechen, tasten Sie sich behutsam vor. Erkunden Sie, inwieweit die oder der Kranke für das Thema offen ist. Wenn Sie merken, dass Ihr Angehöriger trotz vorsichtiger Versuche Ihrerseits ausweicht und zu verstehen gibt, nicht darüber sprechen zu wollen, sollten Sie das akzeptieren – selbst wenn es manchmal bitter ist.

Manchmal ist es aber auch umgekehrt: Ihnen als Angehörige oder Angehöriger fällt es vielleicht schwer, den Gedanken zuzulassen und auch auszusprechen, dass der Ihnen nahestehende Mensch sehr bald gehen wird. Vielleicht möchte der Sterbenskranke über sein nahes Ende reden, aber Sie blocken ab. Vielleicht wollen Sie es nicht wahrhaben, weil Sie glauben, es nicht verkraften zu können. Dann befinden Sie sich wahrscheinlich in einer anderen Verarbeitungsphase als der Sterbenskranke – zum Beispiel in der schützenden Verdrängung, während der Kranke sein Schicksal akzeptiert hat (s. »Phasen der Verarbeitung«, Seite 32). Dies erschwert zwar Gespräche, doch sobald Sie sich dieses Unterschieds bewusst sind, können Sie das ansprechen und bei Ihrem Gegenüber um einen Aufschub bitten.

Im Gespräch: Nachfragen und zuhören

Versuchen Sie im Laufe des Gesprächs, bei sich selbst zu bleiben, nachzufragen und aktiv zuzuhören. Auf dieser Basis kommen Sie gerade bei schwierigen Themen miteinander besser ins Gespräch.

Teilen Sie sich selbst mit

Eine Möglichkeit, ein für beide Seiten angenehmes Gespräch zu führen, ist es, von sich selbst zu erzählen. Berichten Sie von Ihren Gedanken und Gefühlen und was Sie derzeit beschäftigt.

Sie dürfen sich dem anderen, auch wenn er sterbenskrank ist, ruhig zumuten. Das braucht vielleicht etwas Überwindung, kann sich aber lohnen und beiden Seiten Erleichterung verschaffen.

Folgende Formulierungen können Ihnen dabei helfen:

»Ich fühle mich … Wie geht es dir?«

»Ich denke in letzter Zeit oft über … nach. Ich merke, es fällt uns schwer, darüber zu sprechen. Wie geht es dir damit?«

»Ich würde mir wünschen, dass wir über … sprechen könnten.«

»Mir liegt etwas auf dem Herzen, das ich dir gerne erzählen würde …«

Greifen Sie Stichworte auf

Hören Sie Ihrem kranken Angehörigen aktiv zu. Manchmal kommt ein Stichwort oder eine Frage, bei der Sie einhaken können. Etwa wenn die alte Mutter fragt: »Das Grab haben wir aufgegeben, oder?« Oder es fällt eine Bemerkung wie: »Das werde ich wohl nicht mehr erleben.« Daran können Sie anknüpfen.

Patientenverfügung & Co.

Es kann ein möglicher Einstieg in dieses schwierige Thema sein, über ganz praktische Dinge zu sprechen, die mit dem Sterben zu tun haben, wie zum Beispiel eine Patientenverfügung und/oder eine Vorsorgevollmacht (s. Kapitel 4, »Gespräche aus Sicht der Sterbenskranken«, Seite 75). Allerdings müssen Sie akzeptieren, wenn der kranke Mensch sein Ende nicht detailliert besprechen möchte. Schließlich ist jede Behandlung auch ohne diese Dokumente möglich.

Sie können sich noch weiter vortasten und das konkrete Thema der Beerdigung ansprechen. Es kann für alle sehr beruhigend sein, wenn Details wie der Ort der Grabstätte, die Form des Grabsteins und der Ablauf der Trauerfeier geregelt sind. Möglicherweise eröffnet der Dialog darüber den Weg für weitere, tiefere Gespräche. Aber auch hier gilt: Drängen Sie Ihr Gegenüber nicht dazu.

Folgende Formulierungen können Ihnen bei diesem Gespräch helfen:

»Mich würde es sehr beruhigen, wenn ich wüsste, wie …«

»Ich möchte dich gerne etwas fragen …«

»Ich würde gerne etwas mit dir besprechen. Wann wäre ein guter Zeitpunkt dafür?«

»Wenn ich die Vorsorgevollmacht übernehme, möchte ich noch genauer wissen, was du dir vorstellst, wenn …«

ALEXANDER SCHORING: JA-/NEIN-FRAGEN

Wie stellst du dir deine Beerdigung vor? Wo möchtest du beerdigt sein, wen soll ich einladen, und wen auf keinen Fall? Was soll mit deinen Sachen passieren? Was machen wir mit dem Garten, den du von deinem Vater geerbt hast? Sollen wir wegziehen? Alexander Schoring hat viele Fragen an seine Frau Marlies. Doch diese Themen sind lange Zeit tabu. »Bei dem Wort ›Beerdigung‹ war sofort Schluss. Sie will nur über das Leben reden, nur über das Hier und Jetzt«, erzählt er. Er solle alles entscheiden, lautet stets die Antwort von Marlies Schoring. Als es ihr immer schlechter geht, verständigt sich das Paar doch noch. »Ich habe ihr Vorschläge unterbreitet, die sie mit Ja oder Nein beantworten konnte.« Er fragt sie ganz direkt: »Möchtest du zu Hause sterben?« Nein, die Kinder sollen das nicht mitbekommen. »Also im Hospiz?« Ja. »Möchtest du verbrannt werden?« Ja. »Möchtest du bei deinem Vater beerdigt sein?« Nein. »Überhaupt auf einem Friedhof?« Nein. Alexander Schoring unterbreitet ihr schließlich den Vorschlag einer Bestattung im Friedwald, und Marlies Schoring ist einverstanden.

Nach dem Gespräch: Sich belohnen

Sobald Sie merken, dass es erst mal genug ist mit dem schwierigen, vielleicht belastenden Thema, versuchen Sie, diesen Teil des Gesprächs mit einem Satz zu beenden. So ist für alle Gesprächsteilnehmer klar, dass sie sich nun auch wieder anderen Dingen widmen können.

Sie könnten beispielsweise sagen:

»Schön, dass wir darüber mal gesprochen haben.«
»Danke für deine Offenheit.«
»Das hat mich jetzt ein wenig erleichtert.«

Danach kann es guttun, das Gespräch auf Alltägliches zu lenken, um wieder mehr Leichtigkeit zurückzugewinnen. Vielleicht schlagen Sie etwas Angenehmes als »Belohnung« vor, wie zum Beispiel: »Wie wäre es jetzt mit einem Kaffee?« Oder: »Lass uns doch jetzt mal zusammen in den Garten gehen.«

Sollte das Gespräch für Sie hingegen unbefriedigend verlaufen sein und Sie konnten sich nicht gut miteinander austauschen, dann geben Sie die Hoffnung nicht auf. Manchmal ergibt sich zu einem späteren Zeitpunkt ein Gespräch darüber – vielleicht ganz ungeplant und angeregt durch völlig andere Gedankengänge.

Reden Sie Klartext

Partner, Kinder und Freunde sind oft unsicher, wie sie sich dem sterbenskranken Menschen gegenüber verhalten sollen. Oft sind ihnen bereits das Betreten des Krankenzimmers und die ersten Begrüßungsworte unangenehm. Das Wichtigste dabei ist aber immer: Seien Sie authentisch. Wenn Sie nicht wissen, was Sie sagen sollen, sagen Sie auch das. Sprechen Sie es an, dass Sie unsicher sind. Das ist auf jeden Fall besser, als die eigene Hilflosigkeit mit Floskeln zu überspielen. Denn in den letzten Tagen und Wochen ihres Lebens werden Menschen immer feinfühliger. Sterbende Menschen spüren deutlicher Unausgesprochenes und haben feine Antennen für beschönigende und ausweichende Worte wie beispielsweise »In sechs Wochen gehen wir Eis essen!« oder »Lass dich nicht unterkriegen!« oder »Du musst kämpfen!« Solch aufgesetzter Optimismus verkennt die Realität des Sterbenskranken, der sich dadurch nicht ernst genommen und zusätzlich unter Druck gesetzt fühlt. Die Erfahrung und auch zahlreihe Untersuchungen zeigen, dass sich viele sterbenskranke Menschen Ehrlichkeit wünschen. Sie möchten nicht »wie ein rohes Ei« behandelt werden.

Trauen Sie sich also, Worte wie »Krebs«, »Sterben« und »Tod« auszusprechen, statt darum herumzureden. Sonst kann es passieren, dass sich der sterbende Mensch verschließt und Sie nicht wirklich zueinander finden.

Achten Sie auf Symbolsprache

»Die Koffer sind gepackt.« – »Stell mir bitte die Wanderstiefel unter das Bett.« – »Komm mit mir auf mein Boot.« Oder: »Steht das Flugzeug vor der Tür?« Angehörige sind oft befremdet, wenn der Sterbenskranke in solchen Rätseln spricht oder seltsame Wünsche äußert. Der Verdacht liegt nahe, dass der Kranke verwirrt ist. Doch bei solchen Äußerungen handelt es sich oft um verschlüsselte Andeutungen, die den nahenden Tod betreffen. Am Ende des Lebens verändert sich nicht selten die Sprache der Sterbenden. Sie wechselt von einer Informationssprache in eine Bildsprache. In einer solchen Grenzsituation, an der Schwelle zwischen Leben und Tod, versagt oft die gewohnte Sprache, sodass die Menschen auf Bilder und Symbole zurückgreifen. Dies ist ein Versuch, das Unbegreifliche, das Unbekannte in Worte zu fassen.

Das Bild von der Reise lässt sich folgendermaßen verstehen: Der Sterbenskranke macht sich auf den Weg in ein unbekanntes Land, dafür braucht er eben den Koffer, die Wanderstiefel, das Boot oder das Flugzeug. Weitere Bilder sind beispielsweise Zeit/Uhr (mit der alten Uhr lässt sich die neue Zeit nicht messen), Heimat/Zuhause (nach Hause zurückkehren), Tür/Tor/Schlüssel (durch ein Tor hindurchgehen) oder das Überwinden eines Hindernisses (einen Fluss überqueren oder einen Berg erklimmen, um in den Himmel zu gelangen).

Sie als Angehörige sollten in solchen Momenten genau hinhören und nicht widersprechen. Sie müssen darauf auch nicht unbedingt antworten. Und falls doch, versuchen Sie, Sicherheit zu vermitteln: »Ich kümmere mich.« – »Ja, das mache ich gerne.« – »Kann ich dir dabei helfen?« Eventuell können Sie wirklich einen Koffer packen, einen Schlüssel auf den Nachttisch legen oder die Wanderstiefel unter das Bett stellen.

Das kann eine Möglichkeit sein, sich auf den bevorstehenden Abschied einzulassen. Als Kranke oder Kranker sollten Sie aber auch gefasst sein, dass Ihre Gesprächspartner/-innen wieder ganz schnell und übergangslos auf die reale Ebene wechseln und Sie wieder »ganz normal« miteinander reden können.

Humor darf sein

BIRGIT WELLENFELS: PASST DIE MUTTER IN DIE RITZE?

Birgit Wellenfels' Mutter möchte verbrannt und anonym beerdigt werden. »Vergiss es«, antwortet Birgit Wellenfels. Sie wünscht sich, an einem Grab um ihre Mutter trauern zu können. Und fügt hinzu: »Wenn du tot bist, hast du eh nichts mehr zu sagen.« Darüber kann ihre Mutter lachen. Nun besprechen die beiden, wohin die Urne soll. Birgit Wellenfels schlägt vor, sie in der »Ritze« zwischen dem Sarg ihres verstorbenen Ehemanns und dem Platz, der für sie selber vorgesehen ist, zu platzieren. Ob Birgits Mann Klaus wohl damit einverstanden wäre, fragt die Mutter. Birgit Wellenfels antwortet: »Wenn nicht, muss der halt aussteigen.«

»Wie geschmacklos!« – So reagiert ein Patient, als er erfährt, dass ihm eine Ernährungssonde angelegt werden soll (s. auch Müller-Busch: »Abschied braucht Zeit«, S. 227, in »Weiterführende Literatur und Quellen«). »Du stinkst mir!« – Das sagt jemand zu seinem Freund, der aufgrund einer schweren Krebserkrankung unter übelriechenden Wunden leidet. »Jetzt krieg ich auch noch einen Rüssel!« – Das äußert ein Patient, dem eine Magensonde durch die Nase geschoben wird. Ein gewisser Humor ist also auch bei schwerer Krankheit und nahendem Tod durchaus möglich. Humor kann ein Ventil für negative Gefühle sein und helfen, mit Verzweiflung, Widerwillen oder Ekel umzugehen.

Doch viele trauen sich in Gegenwart eines schwerkranken Menschen nicht, zu lachen oder einen Witz zu machen, aus Angst, das sei unangemessen und pietätlos.

Doch Humor kann gerade in schweren Lebenssituationen helfen, Abstand zu gewinnen. Er schafft dabei ein Stück Erleichterung und Leichtigkeit – ohne die Ernsthaftigkeit der Situation infrage zu stellen. Anspannung und Ängstlichkeit lösen sich für eine kurze Zeit auf. Gleichzeitig schafft Humor Verbindung; gemeinsam zu lachen stellt Nähe her.

Dabei darf es durchaus auch schwarzer Humor sein. Sterbenskranke Menschen greifen oft selber darauf zurück, um mit ihrer Situation fertigzuwerden. Es ist allerdings eine Gratwanderung: Es bedarf eines gewissen Feingefühls, um abschätzen zu können, ob eine humorvolle Äußerung in der jeweiligen Situation angebracht ist oder nicht.

3. Über das Leben reden

Sterbenskranke Menschen sind vor allem noch lebende Menschen und möchten auch weiterhin am Leben teilnehmen. Diese gelebte Normalität kann sich auch in den Gesprächen spiegeln. Das Sprechen über alltägliche Dinge – Wo hast du die Brezel gekauft? Sollte man T-Shirts bügeln? Wie hat Hertha gespielt? Und wie läuft es bei der Arbeit? – ist für alle Beteiligten möglicherweise sehr erleichternd. Manchmal denken Angehörige zwar, dass sie Sterbende nicht mit solchen Banalitäten behelligen können. Doch auch die oder der Kranke möchte sich nicht pausenlos mit Krankheit und Tod beschäftigen. Auch für sie oder ihn geht es schließlich darum, bis zuletzt zu leben – getreu dem in der Hospizbewegung sehr gebräuchlichen, Cicely Saunders zugeschriebenen Zitat, »nicht dem Leben mehr Tage zu geben, sondern den Tagen mehr Leben«. Viele Angehörige und Patienten berichten, dass es ihnen guttut, sich auf die Gegenwart, auf das Hier und Jetzt zu besinnen und die gemeinsame Zeit so weit wie möglich zu genießen.

Füllen Sie die Tage mit Leben:

- Pflegen Sie Ihre gemeinsamen Rituale oder entwickeln Sie neue. Das können ganz alltägliche Dinge sein: Gießen Sie zusammen die Blumen, lesen Sie etwas vor oder bauen Sie ein Schönheitsritual ein, wie etwa die Haare kämmen.
- Versuchen Sie, die Kranke / den Kranken in die Gemeinschaft mit einzubeziehen; das kann Gefühle der Einsamkeit und des

»Abgeschrieben-Seins« vermeiden. Binden Sie Ihren nahestehenden Menschen so weit wie möglich in den Alltag ein, erzählen Sie von Ihren alltäglichen Sorgen, von den Nachbarn, von der Arbeit. Auch eine demenzkranke Mutter, ein krebskranker Partner kann unter Umständen noch Gemüse schnippeln, Briefe sortieren oder Teller wegräumen.

- Führen Sie Ihr eigenes normales Leben so weit wie möglich weiter: Gehen Sie zu Ihrer Sportgruppe oder in den Sprachkurs, treffen Sie eine Freundin oder gönnen Sie sich eine Auszeit in der Sauna. Auch die Arbeit kann eine gute Ablenkung sein und Halt bieten.

Vor dem Gespräch: Schaffen Sie Raum

Sorgen Sie für einen »krankheitsfreien« Raum in Ihrer Wohnung. Das kann die Sitzecke im Wohnzimmer sein oder der Küchentisch, wo keine medizinischen Geräte oder Patienteninformationen herumliegen. Hier sollten Sie und der schwerkranke Mensch sich wohlfühlen, sodass Sie sich in dieser Umgebung auch mal über alles andere unterhalten können.

Im Krankenhaus, Hospiz oder Heim können Sie erfragen, ob es vielleicht möglich ist, das Krankenzimmer zu verlassen. Vielleicht können Sie miteinander das hauseigene Café, den Garten oder eine ruhige Sitzecke nutzen.

SOPHIE HEUMER: NEUES RITUAL

»Uns ist die Nachmittagsstunde im Garten des Hospizes heilig geworden«, berichtet Sophie Heumer. Jeden Nachmittag sitzt sie mit ihrem Bruder Markus Heumer unter den großen alten Bäumen. Sie trinken dort Kaffee, beobachten die vorbeigehenden Menschen – und reden dabei über alles Mögliche. »Das macht mich richtig glücklich«, sagt Sophie Heumer. »Ich habe mir fest vorgenommen, dieses Ritual in irgendeiner Weise zu erhalten.«

Über den Alltag sprechen

Ins Thema einsteigen: Praktische Dinge besprechen

Sobald Sie Aufgaben übernehmen, um die sich bisher der erkrankte Mensch immer gekümmert hat, sollten Sie ganz konkret nachfragen. Wie hat der andere etwas gemacht? Hat er oder sie Vorlieben oder Eigenheiten bei bestimmten Dingen? Dabei kann es sich um ganz praktische Dinge drehen wie das Rezept für die Lasagne, den Standort der guten Kaffeekanne oder den besten Pflanzort für die Kartoffeln.

Für erkrankte Menschen stellt das Thema Essen durch Appetitlosigkeit oder Übelkeit oft ein Problem dar. Versuchen Sie herauszufinden, ob es irgendetwas gibt, worauf er oder sie Appetit hat. Allerdings kann das Sprechen über Essen für Sterbenskranke manchmal auch unangenehm sein oder die Übelkeit vielleicht sogar verstärken. In solchen Fällen bitten Sie Ihr Gegenüber einfach, Ihnen zu sagen, was Sie mitbringen und besorgen könnten.

Falls die erkrankte Person noch mobil ist, könnten Sie gemeinsam eine Unternehmung planen: Fragen Sie konkret nach, ob es etwas gibt, worauf die oder der Kranke Lust hat. Überlegen Sie gemeinsam, ob und wie das zu verwirklichen ist. Vielleicht können Sie für eine Fahrt ans Meer den Rollstuhl ins Auto laden. Falls die Mutter die Feiertage bei der Tochter verbringen möchte, klären Sie, ob es dort einen Fahrstuhl gibt oder ob jemand sie hochtragen kann. Bei einer Dampferfahrt könnten Sie bequem im Sitzen die Landschaft an sich vorüberziehen lassen. Diese Liste lässt sich beliebig und so vielseitig, wie das Leben nun einmal ist, fortführen und liefert Ihnen jede Menge Gesprächsstoff und positive Momente.

Doch zu den Gesprächen über den Alltag gehört auch das, was Sie außerhalb von Heim, Hospiz und Krankenhaus erleben und von dem Sie erzählen können. Berichten Sie von Ihren Erlebnissen bei der Arbeit oder bitten Sie um Rat, falls Sie ein Problem mit dem Kollegen haben. Erzählen Sie von Ihrem Treffen mit einer Freundin. Zeigen Sie Fotos von Enkeln, Nichten oder Neffen oder auch von Ihrem letzten Urlaub. Ihr eigenes Leben gehört auch in diese Gespräche.

Im Gespräch: Neugier auf gelebtes Leben

Zum Leben gehört selbstverständlich auch die Vergangenheit eines Menschen. Gerade wenn sich das Dasein seinem Ende zuneigt, wird es Zeit, noch mal über Erlebtes und weit Zurückliegendes zu reden und nachzufragen.

Seien Sie neugierig auf die Zeit, in der Ihre Mutter, Ihr Vater oder Ihre Tante jung war. Diese Menschen haben viel erlebt und viel zu berichten. Gerade bei älteren Menschen sprudelt es dann oft.

Vielleicht hat der sterbenskranke Mensch auch das Bedürfnis, eine Lebensbilanz zu ziehen. Möglicherweise kommt so auch noch Unerzähltes heraus oder ein bisher wohlgehütetes Geheimnis wird gelüftet. Es kann befreiend sein, wenn ein Mensch durch Nachfragen die Einladung erhält, bisher Verschwiegenes zu offenbaren. Das Nachfragen schafft und bietet so eine Möglichkeit, das eigene Leben Revue passieren zu lassen. Für Zuhörende wiederum ist es eine Bereicherung, vielleicht auch ein unersetzliches Stück persönliche Zeitgeschichte.

Nach dem Gespräch: Haken Sie nach

Ihnen fällt im Nachhinein ein Detail ein, das die/der Kranke erwähnt hat, und Sie fragen sich, was es wohl damit auf sich hat. Das können Sie das nächste Mal ansprechen und so vielleicht schneller wieder ins Gespräch kommen.

Doch es muss nicht immer das direkte Fragen sein. Vielleicht ergibt sich ein Gespräch auch spielerisch. Sie hören zusammen die Musik, die Sie beide so mögen. Sie suchen ein Fotoalbum heraus. Sie schauen zusammen einen Kultfilm, der das Leben Ihres erkrankten Menschen geprägt hat. Auch darüber können sich weitere Gespräche ergeben.

4. Über Gefühle sprechen

Druck, Angst, Trauer, Wut, Hoffnung, Verzweiflung, Ohnmacht, zwischendurch vielleicht auch ein tiefes Gefühl von Sinnhaftigkeit, Liebe oder Frieden – nicht nur die oder der Kranke, auch Angehörige und enge Freunde erleben in der Zeit vor dem Lebensende eines nahestehenden Menschen eine Achterbahn der Gefühle. Oft wechselt die Stimmung von Minute zu Minute, manchmal sind viele Gefühle gleichzeitig da. Das ist in dieser extremen Lebenssituation ganz natürlich. Darüber zu sprechen kann helfen, die Emotionen zu sortieren und zu verarbeiten.

Angst und Trauer teilen

Wenn ein nahestehender Mensch stirbt, haben die An- und Zugehörigen vor allem mit Angst und Trauer zu kämpfen. Sie sorgen sich, den geliebten Menschen zu verlieren, und leiden vielleicht unter Existenzängsten, weil eine wichtige Stütze in der Familie geht und sich das auch in materieller Hinsicht auswirkt. Sie trauern um das, was schon nicht mehr möglich ist oder bald nicht mehr möglich sein wird.

Oftmals nehmen Angehörige den endgültigen Abschied vorweg. Immer wieder überwältigt sie die Trauer, wenn sie sich vorstellen, dass der ihnen so wichtige Mensch bald nicht mehr da sein wird und sie ihn nie wieder sehen und berühren können. Ein natürlicher Reflex wäre es zu weinen. Vor dem/der Erkrankten unterdrücken viele Angehörige diesen Impuls jedoch, um ihr Gegenüber nicht zu belasten.

Es kann zwar ungewohnt sein, Ihre Tränen zuzulassen, aber möglicherweise ergibt sich daraus, dass Sie mit ihr oder ihm über Ihre Ängste und Sorgen freier reden können. Ein offenes Gespräch über Ihre Gefühle kann Erleichterung bringen, möglicherweise nicht nur Ihnen, sondern auch dem/der Schwerkranken. Je offener Sie miteinander umgehen, desto größer ist die Chance, dass Sie sich in Ihren Ängsten und Ihrer Trauer nicht gegenseitig blockieren.

Schauen Sie jedoch genau hin, was möglich ist und in der jeweiligen Situation gerade passt. Nicht immer kann man die Trauer teilen. Und nicht immer sind Sie oder der/die Kranke bereit, die Trauer zuzulassen. Wichtig ist es, dass Sie sich nicht verstellen und nicht versuchen, immer positiv zu sein, obwohl Ihnen gar nicht danach zumute ist. So signalisieren Sie, dass die/der Erkrankte sich ebenfalls mit allen Ängsten an Sie wenden kann. Es besteht die Möglichkeit, dass sie sich füreinander öffnen.

BIRGIT WELLENFELS: WERTSCHÄTZUNG FEHLT

Birgit Wellenfels ist öfters wütend auf ihre Mutter. »Ich hatte viel eingekauft und wollte ein aufwendiges Gericht kochen, das sie sich gewünscht hat.« Sie will mit der Mutter besprechen, wie sie vorgeht und wann sie zusammen essen, da antwortet die Mutter nur: »Blablabla.« Das empfindet Birgit Wellenfels als geringschätzend. Wütend verlässt sie die Wohnung ihrer Mutter. Später erwähnen beide diesen Vorfall nicht mehr. »Aber meine Mutter wusste genau, warum ich sauer war.« Manchmal reicht es, sich entsprechend zu verhalten.

Mit Wut umgehen

Der ganze Druck, der auf Angehörigen lastet, kann sich in Wut äußern. Sie sind auf das Schicksal wütend, das sie als ungerecht erleben. Sie hadern, warum es gerade den eigenen Mann, die beste Freundin, die Mutter oder das Kind getroffen hat. Sie sind auf die Behandler wütend, die ihrem geliebten Menschen nicht das Leben retten können.

Oder sie sind wütend auf die Kranke oder den Kranken, die oder den sie als undankbar erleben. Man tut alles Erdenkliche, reißt sich regelrecht ein Bein aus – aber es kommt wenig zurück. So kann sich in die Trauer auch Wut mischen.

Falls Sie so etwas bei sich erleben, sprechen Sie darüber – entweder mit dem/der Kranken selber oder mit jemand anderem.

Die VW-Regel

Versuchen Sie dabei, sich in Ich-Botschaften auszudrücken und Vorwürfe in Wünsche zu verwandeln. Es ist wichtig, diese »VW-Regel« zu beachten, um Eskalationen zu vermeiden. Denn Vorwürfe wecken beim anderen Aggressionen. Wenn Sie einen Vorwurf äußern, wird Ihr Gegenüber sich angegriffen fühlen und in eine Verteidigungshaltung gehen. Ihre Vorwürfe wird sie oder er zurückweisen und Sie haben außer einer schlechten Stimmung nichts erreicht. Gehen Sie in sich: Welcher Wunsch steckt hinter Ihrem Vorwurf? Wenn Sie einen Wunsch formulieren, drückt das Wertschätzung für den anderen aus. Sie wecken bei Ihrem Gegenüber möglicherweise das Bedürfnis, etwas für Sie zu tun.

Vorwürfe und Alternativen

VORWURF	WUNSCH
»Du lässt dich ja nur bedienen!«	»Ich würde mir wünschen, dass du auch ein paar Aufgaben übernimmst. Welche könnten das sein?«
»Ich habe mir so viel Mühe gemacht – und du weißt das gar nicht zu schätzen!«	»Du magst nichts essen? Ich würde mir wünschen, dass du mir Bescheid sagst, wenn du keinen Appetit hast oder du etwas anderes essen möchtest.«
»Dir ist es doch egal, wie es mir geht!«	»Ich würde mir wünschen, dass du mich auch mal fragst, wie es mir geht.«

Sie sollten vermeiden, dass sich der Ärger über eine längere Zeit aufstaut. Sonst können Sie sich möglicherweise irgendwann nicht mehr beherrschen und Ihre Emotionen eskalieren in einem Streit.

Natürlich ist es menschlich, wenn Sie ärgerlich werden, sich nicht mehr beherrschen können und sich streiten. Seien Sie dann nachsichtig mit sich und verzeihen Sie es sich, wenn Sie mal zornig oder gereizt reagieren. Schuldgefühle würden Sie in solchen Zeiten nur zusätzlich belasten.

Streit oder Ärger sind nicht verboten, genauso wenig wie Humor (s. Kapitel 3, »Gespräche aus Sicht der Sterbenskranken«, Seite 55). Eine ungehaltene Reaktion ist ja auch nicht immer ungerecht dem Kranken gegenüber. Ihr Ärger kann auch ein hilfreicher Hinweis sein und Ihren Umgang miteinander für die verbleibende Zeit verbessern.

Gefühle wahrnehmen und ansprechen

ANNE WINTER: EKEL

Der Vater von Anne Winter leidet aufgrund seines Darmkrebses unter Durchfall, der so stinkt, »wie man es sich kaum vorstellen kann«, berichtet sie. Ihr Vater schämt sich dafür sehr und spricht das an. Anne Winter erwidert: »Du musst dich dafür nicht schämen. Du kannst doch nichts dafür.« Das macht es ihr leichter, mit dieser Situation umzugehen. Doch ihr Ekel und die Scham ihres Vaters sind auch Zeichen dafür, dass eine Grenze erreicht ist. Sie entscheiden, dass seine Pflege zu Hause nicht mehr möglich ist. Der Vater kommt zunächst in ein Krankenhaus, dann in ein Pflegeheim.

Vor dem Gespräch: Gefühle bewusst wahrnehmen

Wenn Sie mit dem sterbenskranken Menschen ganz gezielt über Ihre Emotionen sprechen wollen, können Sie sich vorab Gedanken dazu machen. Suchen Sie sich einen ruhigen Ort. Setzen oder legen Sie sich hin und konzentrieren Sie sich ein paar Minuten auf Ihre Ein- und Ausatmung. Spüren Sie dabei in sich hinein:

Wie fühle ich mich gerade?

____

Welche Gefühle sind in mir vorhanden?

____

Wo spüre ich diese Gefühle im Körper?

____

Alles, was Sie gerade fühlen – Trauer, Wut, Schuldgefühle, Stress –, darf sein. Es ist so, wie es ist. Nehmen Sie diese Gefühle liebevoll an.

Überlegen Sie anschließend, ob es für Sie hilfreich wäre, mit Ihrem Gegenüber darüber zu sprechen. Oder mit einer Freundin oder einem Freund.

Was belastet mich am meisten?

____

Welche Gefühle kann ich kaum aushalten?

____

Falls Ängste und depressive Gefühle bei Ihnen überhandnehmen, bitten Sie Ihre Hausärztin oder Ihren Hausarzt um Rat. Sie können sich natürlich auch psychologische oder psychotherapeutische Unterstützung suchen.

Ins Thema einsteigen: Gefühle in Worte fassen

Wenn Sie mit schwer Erkrankten über Ihre Gefühlslage sprechen möchten, können Sie mit folgenden Formulierungen in das Thema einsteigen.

Allgemein:

- »Ich würde gerne darüber sprechen, wie es mir und dir gerade geht. Wann wäre denn der richtige Moment, um darüber zu reden?«

- »Mir liegt etwas auf dem Herzen. Es würde mich sehr erleichtern, wenn ich es dir erzählen könnte.«

Trauer:

- »Ich bin unsäglich traurig. Ich möchte dich nicht verlieren.«

Wut:

- »Ehrlich gesagt bin ich gerade ziemlich wütend auf dich. Ich würde dir gerne erklären, warum.«

Angst:

- »Ich mache mir so große Sorgen um … Hast du eine Idee, wie wir das regeln können?«

Nehmen Sie es nicht persönlich

Machen Sie sich nicht abhängig von der Stimmung des kranken Menschen. Sterbenskranke haben mit vielen Abschieden und existenziellen Fragen zu kämpfen, da ist es verständlich, dass sie manchmal müde, gereizt, wütend oder abwesend sind und sich zurückziehen. Manchmal wechseln die Stimmungen täglich: An einem Tag freut sich der kranke Mensch, dass Sie ihn umsorgen, am anderen Tag ist er regelrecht aggressiv oder sehr in sich gekehrt. Nehmen Sie das nicht persönlich! Versuchen Sie herauszufinden, mit welchen Gefühlen der andere gerade zu kämpfen hat.

Fragen Sie nach: Was beschäftigt dich?
Wenn Sie unsicher sind, was mit dem anderen los ist, fragen Sie vorsichtig nach:

»Ich würde dich gerne etwas fragen.«
»Ich beobachte, dass es dir nicht gut geht. Was beschäftigt dich?«
»Ich habe bemerkt, dass du dich in den letzten Tagen zurückgezogen hast. Hat das einen bestimmten Grund?«

Fordern Sie Ihr Gegenüber auf: Sag es mir!
Sie können nicht wissen oder immer erahnen, wie es dem oder der Kranken gerade geht und was er oder sie braucht. Lassen Sie sich von ihm versichern, dass Sie es von ihm erfahren:

»Bitte sag mir immer, was du gerade brauchst oder gerade nicht gebrauchen kannst.«
»Sag mir immer ehrlich, wenn du Ruhe brauchst.«
»Teile mir mit, wenn du über etwas sprechen möchtest.«
»Gib mir Zeichen, wie ich dir helfen kann.«

Nach dem Gespräch: Bleiben Sie in Kontakt

Setzen Sie sich nicht unter Druck: Nicht alles muss und kann sofort und immer besprochen werden. Manchmal ist ein schwerkranker Mensch nicht bereit dazu, manchmal ist keine Zeit mehr dafür und manchmal passt es auch nicht, weil Sie es beispielsweise gar nicht gewohnt sind, so offen miteinander über Ihre Gefühle zu sprechen. Eventuell haben Sie sich gestritten. Vielleicht finden Sie heraus, wie es dazu gekommen ist. Sie können beim nächsten Mal sagen, dass es Ihnen leidtut. Sie können sich später entschuldigen.

Bleiben Sie auch ohne große Worte miteinander in Kontakt, beispielsweise durch Gesten oder gemeinsame Unternehmungen.

5. Für Entlastung sorgen

Sobald Sie immer wieder das Gefühl haben, dass Ihnen alles über den Kopf wächst, dass Sie reizbar, ungeduldig und oft wütend sind, oder wenn Sie unter Schlafstörungen, Kopfschmerzen oder anderen Symptomen leiden, dann sollten Sie für Entlastung sorgen und sich Hilfe suchen.

Viele Angehörige denken oft, dass ihre eigenen Belastungen nicht so wichtig sind. Denn im Verhältnis zu dem, was der oder die Kranke ertragen muss, erscheinen ihnen ihre eigenen Schwierigkeiten unbedeutend. Dabei unterschätzen sie häufig, was sie alles leisten müssen.

Experten gehen davon aus, dass die Angehörigen von schwerkranken Menschen oft genauso stark belastet sind wie die Betroffenen. Häufig leiden die Angehörigen unter innerer Unruhe, Rückenschmerzen, Schlaflosigkeit und neigen zu ständigem Grübeln. Auch erhöhter Blutdruck, Kopfschmerzen, Herzrasen oder Schwindelgefühle können Ausdruck der besonderen Belastung sein. Einige Angehörige bemerken klinisch auffällige Symptome wie Ängstlichkeit oder Depressivität. Aufgrund des ständigen Drucks haben viele jedoch die Tendenz, ihr eigenes Wohlbefinden zu vernachlässigen: Sie gehen nicht zum Arzt, gönnen sich keine Auszeiten, stellen ihre Hobbys hinten an, essen vielleicht ungesünder, bewegen sich weniger, trinken mehr Alkohol oder rauchen mehr. Das alles kann der psychischen und körperlichen Gesundheit zusetzen.

Dem liegt oftmals das schlechte Gewissen zugrunde, da die Angehörigen glauben, nicht einfach ins Kino oder zum Sport gehen und in den Urlaub fahren zu können. Sie möchten den erkrankten Mann, die Mutter oder den Freund nicht alleine lassen.

Doch Angehörige sollten sich auch um sich selbst kümmern, um nicht zusammenzubrechen. Denn niemandem nützt es, wenn sie keine Kraft mehr haben oder häufiger gereizt sind, weil der Kranke immer mehr Raum in ihrem Leben einnimmt. Womöglich können sie dem Kranken gegenüber ihre Aggression nicht verbergen und plagen sich dann zusätzlich noch mit Schuldgefühlen herum. Nicht nur der oder die Kranke braucht Beistand, die Angehörigen brauchen ihn ebenso.

Die Voraussetzung dafür ist ein gutes Netzwerk an vertrauenswürdigen Helfern.

Um Hilfe bitten

Wenn Sie sich Unterstützung holen, sich regelmäßig eine Auszeit gönnen, wird Ihnen das guttun. Das wiederum kommt auch der/dem Kranken zugute. Sie sind ausgeglichener, können Gespräche ruhiger führen und die letzten gemeinsamen Wochen und Tage bewusster gestalten.

SOPHIE HEUMER: AUF EIN HOSPIZ BESTEHEN

An dem Tag, als ihr Bruder Markus die zweite Chemotherapie erhalten sollte, merkt sie, dass er es nicht in die Arztpraxis schafft. Sie ruft bei der Onkologin an: »Kann ich statt meines Bruders für ein Beratungsgespräch kommen?« Sie darf. Die Ärztin nimmt sich Zeit für sie. Sophie Heumer erklärt ihr, dass sie ihren Bruder nicht mehr zu Hause versorgen kann, weil es ihm zu schlecht geht. Die Ärztin gibt ihr recht. Nach Absprache mit dem Bruder wird die Chemotherapie abgebrochen, die Onkologin stellt einen Antrag auf einen Platz im Hospiz, den Markus Heumer mit viel Glück ein paar Tage später bekommt.

Scheuen Sie sich nicht, Freunde, Nachbarn, Verwandte oder Kollegen um Hilfe zu bitten. Bedenken Sie, dass die Menschen in Ihrer Umgebung, die Ihre Situation gut kennen, häufig froh sind, wenn sie um Unterstützung gebeten werden. Oft wollen sie nämlich helfen, wissen aber nicht, wie.

Falls Sie die Erfahrung machen, dass sich Menschen zurückziehen, weil sie vielleicht mit der Situation nicht umgehen können oder wollen, kann das ein Zeichen von Unsicherheit sein. Womöglich sind diese Menschen erleichtert, wenn Sie mit einer konkreten Bitte auf sie zukommen. Probieren Sie es. Trauen Sie sich! Fragen kostet nichts.

Vor dem Gespräch: Sortieren Sie Ihr Umfeld

Machen Sie sich in Ruhe Gedanken darüber, wen Sie ansprechen könnten. Hier können Sie Ihre Kontakte notieren.

Welche Personen in meinem Freundes- und Bekanntenkreis oder aus der Verwandtschaft könnten mir helfen?

___

Wer könnte mir emotionale Unterstützung geben?

___

Mit wem könnte ich über schwierige Gefühle sprechen?

____

Gibt es jemanden, der schon einmal in einer ähnlichen Situation war und deshalb meine Gefühle besonders gut nachempfinden kann?

____

Wer könnte mir im Alltag unter die Arme greifen (z. B. einkaufen, Haushalt usw.)?

____

Was könnte ich mir liefern lassen?

____

Wer kann mir eine zuverlässige Haushaltshilfe empfehlen?

____

Wer könnte mich zu Behörden, Krankenkasse, Beratungsstellen begleiten?

____

Mit wem möchte ich ab und zu meine Freizeit verbringen?

____

Was könnte mich ablenken?

____

Für diese beiden letzten Punkte lohnt es sich jemanden zu fragen, der gar nicht viel über Ihre Situation weiß, sodass Sie auch einmal abschalten können, etwa wenn Sie gemeinsam essen oder ins Kino gehen, einen Ausflug machen oder eine Ausstellung besuchen.

Sie können sich auch einer Gruppe anschließen: Etwas zusammen mit mehreren Menschen zu unternehmen eignet sich oft bestens, um Abstand zu gewinnen.

Neben der Unterstützung in Ihrem privaten Umfeld bietet auch das Gesundheitssystem vielfältige Möglichkeiten. Fragen Sie bei der

Krankenkasse, Gemeinde, bei Pflegestützpunkten, bei Hospizen und Krebsberatungsstellen oder Ihrem Hausarzt nach. Für die emotionale Hilfe bieten sich eine Krebsberatung, ein ambulanter Hospizdienst in Ihrer Nähe, ein Psychotherapeut oder ein Seelsorger an. Psychoonkologen und ambulante Hospizdienste stehen nicht nur den krebskranken Patienten, sondern auch den Angehörigen zur Verfügung. Der Austausch in einer Angehörigen-Selbsthilfegruppe kann ebenfalls sehr entlastend sein.

Ins Thema einsteigen: Fragen Sie

Folgende Formulierungen können Ihnen helfen, Ihre Freunde, Nachbarn und Bekannten um Hilfe zu bitten:

> »Hast du gerade einen Moment Zeit? Ich habe eine Frage an dich.«
>
> »Darf ich dich kurz stören? Ich brauche nämlich Unterstützung. Mit der Pflege von … fühle ich mich gerade sehr überlastet. Ich dachte dabei auch an dich. Hättest du Zeit und Lust, eventuell … zu übernehmen? Das wäre mir eine große Hilfe!«
>
> »Sag es bitte ehrlich, wenn es dir zu viel ist. Oder gibt es etwas anderes, was du übernehmen möchtest? Ich benötige noch Unterstützung bei …«

Im Gespräch: Nein sagen

Erlauben Sie sich, auch dem Kranken gegenüber mal »Nein« zu sagen. Gehen Sie nicht aus Verpflichtung oder Mitgefühl ständig über Ihre Grenzen. Formulieren Sie realistisch, was Sie zu leisten imstande sind – und was nicht. Das kann zwar Tränen und Ablehnung hervorrufen und ist nicht immer leicht auszuhalten, aber Sie haben nicht nur eine Verantwortung dem Schwerkranken gegenüber, sondern vielleicht auch für andere Familienmitglieder und für Ihr eigenes Wohlergehen.

Folgende Sätze oder Formulierungen können Ihnen als Beispiel dienen:

> »Ich bin gerade sehr erschöpft. Deshalb komme ich morgen nicht, aber dafür wieder übermorgen!«
> »Mir wird das zu viel. Ich brauche Unterstützung. Dann habe ich auch wieder mehr Kraft, dir auch emotional beizustehen.«
> »Damit wir das zu Hause noch schaffen, brauchen wir die Hilfe eines Pflegedienstes.«
> »Ich glaube, auch mit einem Pflegedienst kommen wir zu Hause nicht mehr zurecht. Ich würde mich mit einer Rund-um-die-Uhr-Versorgung sicherer fühlen, wie zum Beispiel in einem Hospiz.«

Überprüfen Sie auch, ob Sie vielleicht zu viel machen. Manche Angehörigen wollen der/dem Kranken möglichst jeden Wunsch von den Augen ablesen. Das kann auch für den anderen zu viel sein: Auch ein kranker Mensch möchte nur bis zu einer gewissen Grenze unterstützt werden und seine Autonomie wahren. Fragen Sie das nächste Mal konkret nach: »Was möchtest du?«, »Was kannst du alleine machen?«, »Wobei soll ich dir helfen?«

BIRGIT WELLENFELS: EIN NETZ KNÜPFEN

Birgit Wellenfels hat aus den Erfahrungen, die sie mit der Pflege ihres inzwischen verstorbenen Mannes gemacht hat, gelernt: Damals hatte sie vier Bandscheibenvorfälle, weil sie so überlastet war. Bei der Versorgung ihrer Mutter holt sie sich früher Unterstützung. Sie sucht einen Pflegestützpunkt auf. Dort rät man ihr, sich ein Netzwerk zu schaffen. Eine Freundin wird das Kochen bei der Mutter übernehmen, eine Ehrenamtliche den Einkauf. Doch die Mutter möchte keine »Fremden« im Haus haben. Da wird Birgit Wellenfels energisch: »Ich kann das aber nicht alleine leisten. Es geht nicht anders!« Das sieht die Mutter ein.

Nach dem Gespräch: Zeigen Sie Ihre Dankbarkeit

Sie haben gemerkt, dass jemand Ihnen gern hilft? Es gibt Menschen, die Ihnen konkret Unterstützung zugesagt haben? Drücken Sie diesen Menschen gegenüber Ihre Dankbarkeit und Freude aus. Zum Beispiel mit folgenden Formulierungen:

»Das ist für mich eine große Erleichterung!«
»Das ist toll, ich freue mich sehr!«
»Das weiß ich sehr zu schätzen.«

Worte sollten erst einmal reichen. Fühlen Sie sich nicht verpflichtet, Geschenke zu verteilen oder Einladungen auszusprechen; das belastet Sie nur zusätzlich.

KAPITEL 4

»Ich lebe (noch)!« Gespräche aus Sicht der Sterbenskranken

Sterbenskranke Menschen sind in erster Linie Menschen, die noch leben. Über Gespräche mit Angehörigen und Freunden können sie diese Phase ihres Lebens, ihr Lebensende, ein Stück weit mitgestalten und Trost finden.

1. Abschied vom (bisherigen) Leben

Erkrankt ein Mensch schwer und wird mit dem nahenden Lebensende konfrontiert, verändert sich für ihn sehr viel. Die frühere »Normalität« gibt es für ihn wahrscheinlich nicht mehr. Das Leben, in dem man noch viel Zeit vor sich zu haben glaubte, ist mit einem Mal vorbei. Auf so eine Situation reagieren die Menschen ganz unterschiedlich. Die einen entwickeln Wut, andere sind traurig oder verzweifelt, wieder andere ergeben sich eher gelassen in ihr Schicksal. Die meisten durchlaufen mehrere dieser Gefühlsstadien (s. »Phasen der Verarbeitung«, Seite 32). Viele kämpfen damit, dass sie nicht mehr leistungsfähig sind, und tendieren dazu, sich wertlos zu fühlen. Manche fühlen sich zutiefst isoliert, weil sie eine unsichtbare Grenze zwischen sich und den anderen Menschen spüren, die weiterleben dürfen. Sie haben das Gefühl, schon auf der »anderen Seite«, jenseits des Lebens zu stehen und ausgeschlossen zu sein.

Doch sterbenskranke Menschen leben – das »noch« kann man ruhig weglassen. Für sie beginnt ein neuer Lebensabschnitt, der allerdings mit täglichen Verlusten, Abschieden und körperlichen Beschwerden verbunden ist. Möglicherweise verschieben sich die Werte und Prioritäten, was dem Leben sogar noch einmal eine neue Richtung geben kann. Denn auch das Leben am Lebensende können und wollen die Menschen ein Stück weit (mit)gestalten.

Gespräche sind dabei eine Form der Gestaltung. Das beginnt mit organisatorischen Inhalten in Bezug auf die Krankheit und Behandlung. Gewisse Dinge sollten geregelt oder in Ordnung gebracht werden.

Mit Gesprächen über ihr bisher geführtes Leben, über den Sinn des Lebens und Leidens, über Gefühle und Ängste können Menschen am Lebensende Trost und Nähe finden, indem sie sich mit nahestehenden und vertrauten Personen austauschen.

Gespräche dieser Art können ein Stück Halt geben – in einer Zeit, in der vielleicht Selbstständigkeit und Kontrolle zunehmend verloren gehen.

Vor dem Gespräch: Fünf wichtige Fragen

Wenn Sie sich auf solche Gespräche mit Ihren Angehörigen einlassen, machen Sie sich Gedanken zu den folgenden Fragen:

Was ist mir jetzt wichtig?

Worunter leide ich gerade ganz konkret?

Wer oder was könnte mir helfen, Angelegenheiten zu klären, die mir am Herzen liegen?

Was und wer tut mir gut?

Auf welche Erfahrungen kann ich zurückblicken?

---

2. Formale Dinge regeln

Bei allem Kontrollverlust, den Sie als sterbenskranker Mensch erleben, können Sie, indem Sie beispielsweise Ihre Beerdigung planen, wieder ein Stück Kontrolle zurückgewinnen. Sie können sich überlegen, was Sie alles klären und welche Entscheidungen Sie treffen möchten. Solche formalen, aber auch sehr konkreten Fragen zu besprechen, kann es leichter machen, sich trotz aller Angst und Unsicherheit der unfassbaren Tatsache zu stellen, bald sterben zu müssen. Als Leitfaden können Ihnen und Ihren nahestehenden Menschen dazu die Formulare zur Patientenverfügung, zur Vorsorgevollmacht oder zu einer Bestattungsverfügung dienen (s. »Leitfaden«, Seite 122 und »Anhang«, Seite 137).

Sie haben natürlich auch das Recht, sich nicht zu kümmern und nichts zu regeln. Schließlich ist nicht jeder von dem Sinn einer Patientenverfügung überzeugt, denn jede medizinisch indizierte Behandlung ist auch ohne ein solches Dokument möglich. Möglicherweise reicht Ihre Kraft für solche Formalien nicht mehr aus oder Sie fühlen sich davon überfordert. Dann müssen Sie nichts dergleichen tun. Doch Sie sollten Ihr Unbehagen gegenüber solchen »bürokratischen« Angelegenheiten Ihren Angehörigen kundtun.

Wenn es Ihnen leichter fällt, »einfach so« zu besprechen, welche Vorstellungen Sie vom Leben haben, dann tun Sie das. So kann es für Sie möglicherweise auch einfacher werden, mit Ihren Ärzten und Ärztinnen Therapieentscheidungen zu besprechen (s. Kapitel 5, »Gespräche mit den Profis«, Seite 107). Für Ihre Angehörigen oder Freundinnen und Freunde wird es später leichter, Ihren mutmaßlichen Willen zu ermitteln für den Fall, dass Sie ihn nicht mehr selbst äußern können.

Indem Sie letzte Dinge regeln oder besprechen, können Sie sich – eventuell gemeinsam – dem Tod annähern. Das kann helfen, das Sterben als Teil des Lebens zu akzeptieren und dem eigenen Ende beruhigter entgegenzusehen.

ANNE WINTER: VON WEM MÖCHTE DER VATER GEPFLEGT WERDEN?

Anne Winter und ihre Mutter verbringen mit dem Vater so viel Zeit wie möglich. Sie machen zusammen kleine Ausflüge – mit dem Vater im Rollstuhl – oder sitzen einfach nur an seinem Bett. Die körperliche Pflege übernehmen sie nicht. »Mein Vater hat schon immer klar geäußert, dass er im Fall von Pflegebedürftigkeit nicht von einem Familienmitglied gepflegt werden möchte, das wäre ihm sehr unangenehm«, berichtet Anne Winter. So hat es der Vater auch in seiner Patientenverfügung vermerkt. Die Familie überlässt professionellen Pflegekräften die körperliche Pflege. Alle sind mit dieser Lösung zufrieden.

Vor dem Gespräch: Verschaffen Sie sich einen Überblick

Mit folgenden Fragen können Sie sich auf ein Gespräch über die formalen Dinge am Lebensende vorbereiten:

Habe ich eine Patientenverfügung?

Falls nicht: Möchte ich in einer Patientenverfügung vorsorglich festlegen, welche medizinischen Maßnahmen ich mir wünsche bzw. welche zu unterlassen sind, falls ich nicht mehr selbst entscheiden kann?

Habe ich eine Vorsorgevollmacht?

Möchte ich einen oder mehrere Menschen aus meinem Umfeld damit betrauen? Wenn ja, welche?

Habe ich eine Person, der ich vertraue und die in der Lage wäre, im Bedarfsfall meine Angelegenheiten zu übernehmen?

Möchte ich das schriftlich festlegen?

Möchte ich mich bei einer Beratungsstelle informieren und beraten lassen (z. B. bei der Deutschen Stiftung Patientenschutz oder beim Humanistischen Verband Deutschlands, Zentralstelle Patientenverfügung, s. Anhang, Seite 141)?

Wer weiß Bescheid, wo meine Unterlagen und Schlüssel deponiert sind?

Ist finanziell noch etwas zu regeln? Sollte ich mit einem Angehörigen über meine Konten und Papiere sprechen? Wer soll die Vollmacht darüber bekommen?

Ist mein Nachlass geregelt? Möchte ich ein Testament verfassen?

Habe ich meinen digitalen Nachlass geregelt?

Wie und wo möchte ich sterben?

Wer soll mich pflegen? Möchte ich die Körperpflege der Partnerin / dem Partner oder meinen Kindern überlassen? Wäre das für beide Seiten in Ordnung?

Möchte ich lieber eine fremde Person damit beauftragen?

Ist das Sorgerecht für minderjährige Kinder geklärt?

Habe ich einen Organspendeausweis?

JOCHEN REMSCHEID: KÖRPERSPENDE

Jochen Remscheid hat nicht nur eine Patientenverfügung und Vorsorgevollmacht ausgefüllt – sein Sohn ist zusammen mit einem seiner Brüder als Bevollmächtigter eingesetzt. Er hat auch eine ungewöhnliche Entscheidung gefällt: Er möchte Körperspender sein. »Ich habe meinen gesamten Körper der Pathologie eines Universitätsklinikums vermacht, als Forschungsobjekt.« Sein Sohn und seine Schwester Sibylle Kammhausen müssen schlucken, denn diese Entscheidung bedeutet, dass es auch kein Grab und keine Beerdigung geben wird. »Damit müssen wir fertig werden, das ist ja seine Entscheidung«, sagt Sibylle Kammhausen.

Vollmacht

Die Erteilung einer Vollmacht eignet sich gut dazu, mit einer vertrauten Person ins Gespräch zu kommen. Bei Behandlungstherapien und Gesprächen mit den Ärzten/Ärztinnen und Pflegenden, beim Wechsel ins Heim oder Hospiz, bei Bankgeschäften, Post oder Behörden: Wer von Ihren Angehörigen oder Freunden könnte stellvertretend für Sie entscheiden, wenn Sie es nicht mehr können? Ihre gewünschten Stellvertreter/-innen sollten Sie in einer Vollmacht festlegen. Sie können eine Vertrauensperson für alle Bereiche benennen oder auch mehrere Personen für bestimmte Bereiche wie Bank oder Gesundheit. Die Bevollmächtigten sollten ihre Aufgaben kennen und idealerweise voneinander wissen. Wichtig ist, dass Sie die Vorsorgevollmacht für gesundheitliche Angelegenheiten gesondert ausweisen.

Da es sich um sehr persönliche Dinge und schwerwiegende Entscheidungen handelt, sollten Sie überlegen, welchen Menschen Sie vertrauen. Ihre Wahl sollten Sie allerdings mit der betreffenden Person genau besprechen, denn nicht jeder ist bereit, diese verantwortungsvolle Aufgabe auch zu übernehmen, obwohl er oder sie Ihnen vielleicht sehr nahe steht.

Vor dem Gespräch: Ihre eigenen Überlegungen

Bevor Sie Ihre Vertrauenspersonen bitten, für Sie als Stellvertreter zu agieren, sollten Sie zunächst die folgenden Fragen für sich klären:

Gibt es eine Person, der ich vertraue? Wer soll sich um meine persönlichen Wünsche und Bedürfnisse kümmern?

Wer entscheidet bei medizinischen und pflegerischen Maßnahmen?

Wer organisiert notwendige ambulante Hilfen?

Wer sucht für mich einen Platz in einem Pflegeheim oder Hospiz?

Wer kündigt meine Wohnung und meinen Telefonanschluss?

Wer kümmert sich um mein E-Mail-Postfach und meine sonstigen Online-Aktivitäten?

Wer erledigt meine Bankgeschäfte?

Wer kümmert sich um meine Behörden- und Versicherungsangelegenheiten?

Ins Thema einsteigen: Die Vertrauensperson ansprechen

Folgende Formulierungen können Ihnen helfen, das Gespräch auf dieses Thema zu bringen:

»Ich möchte dich gerne etwas fragen. Wärst du in der Lage, würdest du …«
»Du weißt, du bist mir sehr wichtig. Ich wollte dich fragen, ob du …«
»Es wäre mir wichtig, wenn du …«
»Es würde mich sehr beruhigen, wenn du …«
»Wärst du damit einverstanden, wenn du … und hättest du Zeit, das genauer zu besprechen?«

Dieser von Ihnen betraute Mensch sollte Ihre Wünsche und Vorstellungen bezüglich Leben und Sterben so genau wie möglich kennen. Selbst wenn Sie vielleicht ein gutes Verhältnis zu diesem Freund, Ihrer Tochter, Ihrem Partner haben, so haben Sie eventuell bisher noch nicht oder nicht sehr ausführlich über Sterben und Tod mit dieser Person gesprochen. Eine Vorsorgevollmacht kann ein guter Anlass sein. Sie sollten die Person mit einbeziehen, wenn Sie die Vollmacht (und gegebenenfalls die Patientenverfügung) abfassen. Das kann das Vertrauen und die Verbindung zueinander stärken. Zudem wird dieser nahestehende Mensch mehr in die medizinischen und pflegerischen Entscheidungen, die Sie betreffen, eingebunden und ist somit gut informiert. Dies geschieht vor allem dann, wenn Sie in der Vorsorgevollmacht die Ärzte/Ärztinnen von ihrer Schweigepflicht gegenüber dieser Person entbinden. Dieser Mensch kann Ihnen so auch im Krankenhaus oder Hospiz zur Seite stehen und Ihnen ein Stück Geborgenheit geben.

Wenn Sie weder eine Vorsorgevollmacht noch eine Patientenverfügung abfassen möchten, sollten Sie Folgendes bedenken: Für den Fall, dass Sie nichts mehr selber entscheiden können, springen dann gerichtlich bestellte Betreuer/-innen ein. Im besten Fall können das Angehörige sein, ansonsten wird eine fremde Person dazu bestimmt, die Sie nicht kennt und nicht unbedingt in Ihrem Sinne Entscheidungen trifft.

Patientenverfügung

In einer Patientenverfügung geht es darum, ob, wann und wie eine Therapie durchgeführt, gestaltet und begrenzt werden soll, wenn Sie selbst nicht mehr darüber entscheiden können. Da es dabei um konkrete medizinische Maßnahmen geht, sollten Sie eine Patientenverfügung immer auch mit einem Arzt oder einer Ärztin besprechen und sich beraten lassen (s. Kapitel 5, »Gespräche mit den Profis«, Seite 117).

Vor dem Gespräch: Ihre eigenen Überlegungen

Folgende Fragen können Sie sich vorab selbst stellen:

Was bedeutet für mich Leben? Was macht mich glücklich? Wie will ich leben?

Wann kann ich mir ein Weiterleben nicht mehr vorstellen? Etwa wenn ich nicht mehr sprechen kann, dauerhaft bewusstlos oder gelähmt bin oder für immer auf die Hilfe anderer angewiesen bin?

Wie wichtig ist es mir, zu Hause zu sterben? Oder wünsche ich einen Ort, an dem maximale medizinische und/oder pflegerische Betreuung gewährleistet ist?

Ist es mir wichtig, so lange wie möglich zu leben, auch bei schwerem Leiden? Wie stehe ich zu lebenserhaltenden Maßnahmen?

Möchte ich Medikamente, die meine Symptome lindern, auch wenn unter Umständen mein Bewusstsein gedämpft oder mein Leben verkürzt wird?

Möchte ich Begleitung, wenn ich mich in einem unabwendbaren Sterbeprozess befinde, und wenn ja, durch wen? Z.B. durch einen

Hospizdienst, kirchliche Seelsorge oder eine Person aus meinem privaten Umfeld.

Generell ist es sinnvoll, eine Patientenverfügung mit einer Vorsorgevollmacht zu kombinieren. Allein deshalb ist es wichtig, dass Sie mit einer Person Ihres Vertrauens über diese Fragen sprechen.

Ins Thema einsteigen: Formales regeln

Mit den folgenden Formulierungen können Sie das Gespräch auf das Thema Patientenverfügung bringen:

»Ich möchte mit dir über etwas Wichtiges sprechen.«

»Sag mal, hast du eigentlich eine Patientenverfügung? Ich habe gar keine und überlege, ob ich eine abfassen soll. «

»Was wir noch klären sollten …«

»Könntest du mir mal die Formulare zu einer Patientenverfügung besorgen?«

»Ich denke gerade über eine Patientenverfügung nach. Meinst du, ich brauche eine?«

Die Beerdigung

Vielleicht wäre es für Sie beruhigend, wenn Sie Ihre Bestattung genau planen. Das können Sie mündlich mit den Ihnen nahestehenden Menschen besprechen oder Sie legen in einer Bestattungsverfügung alles schriftlich fest.

Vor dem Gespräch: Was wünschen Sie sich

Folgende Fragen können Sie sich vorab selbst stellen:

Welche Art von Bestattung möchte ich: Erd-, Feuer-, See-, Flug-, Baum-, Luft-, Diamant- oder Naturbestattung?

Möchte ich das Bestattungsinstitut festlegen?

Ist die Bestattung finanziell abgesichert? Wo ist das Dokument hinterlegt?

Möchte ich jemanden mit der Organisation meiner Beerdigung betrauen?

An welchem Ort möchte ich beigesetzt werden?

Möchte ich eine Bestattungsfeier? Wenn ja, wie soll die aussehen? Mit/ohne Aufbahrung, mit/ohne kirchlichen Beistand, im engsten Familienkreis, mit Freunden und Bekannten oder öffentlich?

Soll es eine Rede geben? Wer soll sie halten?

Wünsche ich mir Musik? Wenn ja, welche? Live oder vom Band?

Soll es Blumenschmuck, eine Zeitungsanzeige geben?

Soll ein Grabstein aufgestellt werden? Wie soll der aussehen?

Wie soll die Inschrift auf meinem Grabstein lauten?

Sollen Trauerkarten verschickt werden?

Ins Thema einsteigen: Von Blumen und Musik

Mit folgenden Formulierungen können Sie ein Gespräch über das Thema Beerdigung mit Ihrer Vertrauensperson beginnen:

> »Sag mal, wir kennen uns schon so lange: Möchtest du nicht meine Grabrede / die Organisation meiner Beerdigung übernehmen? Das würde mich sehr freuen!«
>
> »Lass uns doch mal besprechen, wer zu meiner Trauerfeier kommen darf. Und wer auf keinen Fall!«
>
> »Ich habe einen Wunsch: Am liebsten hätte ich, wenn meine Asche über der Nordsee verstreut wird!«
>
> »Ich habe von so einem originellen Bestattungsinstitut gehört. Wäre das nicht vielleicht was für mich?«
>
> »Musik vom Band muss nicht sein! Der Andreas spielt doch so schön Gitarre. Kann der das nicht auch auf meiner Beerdigung machen?«

Es kann auch für Ihre Angehörigen sehr erleichternd sein, wenn klar ist, was Sie möchten. Konkrete Vorgaben können Ihnen und Ihren Angehörigen möglicherweise etwas Halt in der Zeit der Trauer geben. Zudem können die Planungen für die Beerdigung ein Anlass sein, über Sterben und Tod zu sprechen. Das muss auch nicht immer schwer und traurig sein.

MARKUS HEUMER: EINE WITZIGE IDEE

Markus Heumer hat eine genaue Vorstellung davon, wie seine Beerdigung ablaufen soll: Er möchte ganz klassisch in einem Sarg auf einem Friedhof begraben werden. Er möchte, dass die Musik seines Lieblings-Jazzpianisten gespielt wird, und wünscht sich, dass sein bester Freund, den er seit 40 Jahren kennt, die Grabrede hält. Er möchte die Grabrede sogar vorher lesen. Das alles hat er mit seiner Schwester und seinem Freund besprochen. Und er hat eine witzige Idee: Jeder Trauergast soll zwei Schnäpse bekommen, einen für sich und einen fürs Grab. »Ich werde sternhagelvoll sein«, scherzt er.

Nach dem Gespräch: Dank und Erleichterung ausdrücken
Mit einem Gespräch lässt sich sicherlich nicht gleich alles klären. Wichtig ist jedoch, dass Sie die Themen Vollmacht, Patientenverfügung oder Beerdigung angesprochen haben.

Mit folgenden Formulierungen können Sie das Gespräch beenden:

> »Okay, das soll erst mal reichen. Lass uns wieder über etwas anderes reden.«
> »Wir haben noch nicht alles besprochen. Können wir darüber ein nächstes Mal weiterreden?«
> »Dann werde ich das erst noch mal mit meiner Ärztin sprechen. Mal sehen, was sie dazu sagt.«
> »Ich bin erleichtert, dass wir das geklärt haben.«
> »Das war wirklich nicht einfach, darüber zu sprechen. Aber gut, dass wir zumindest mal angefangen haben.«
> »Vielen Dank, dass du das machen würdest!«

3. Wünsche äußern

Gerade wenn das eigene Leben sich dem Ende nähert, können Wünsche auftauchen. Möglicherweise weil Sie bereuen, etwas noch nicht gemacht zu haben, weil die Gelegenheit zu einer besonderen Unternehmung fehlte oder weil Sie eine schöne Erinnerung noch ein letztes Mal auffrischen, einen Ort noch einmal besuchen möchten.

Schauen Sie sich Ihre inneren Bilder und Bedürfnisse an. Nehmen Sie auch einfache Wünsche ernst, wie etwa barfuß durchs Gras gehen, in der Sonne sitzen, etwas vorgelesen bekommen oder eine Oper hören. Sprechen Sie Ihre Wünsche aus. Manches lässt sich womöglich noch in die Tat umsetzen.

Konzentration auf Wesentliches

Mit dem Tod vor Augen verschieben sich häufig die Prioritäten. Dann zählt oftmals nur das Wesentliche. Der Kontakt zur Familie, Gespräche mit engen Freunden, die Zeit des Zusammenseins können einen ganz anderen Stellenwert als vorher bekommen. Bei manchen verstärkt sich auch die Sehnsucht nach Natur. Andere möchten beispielsweise intensiv Musik hören oder Bücher lesen. Es gibt auch Menschen, die mehr allein sein möchten und mehr Rückzugsmöglichkeiten brauchen.

MARLIES SCHORING: WUNSCH RESPEKTIEREN

Als Marlies Schoring ins Hospiz kommt, möchte sie außer ihrem Mann und ihren Kindern niemanden sehen. Vor allem deshalb, weil sie bei jedem Besuch einen wahrscheinlich endgültigen Abschied verkraften müsste. Ihre Schwester hält sich nicht an ihren Wunsch und besucht sie trotzdem – in der festen Annahme, dass es ihr doch guttäte. Sie hat extra noch Muffins gebacken. »Meine Frau hat sich sehr darüber geärgert, das war richtig übergriffig von ihrer Schwester«, sagt Alexander Schoring. Sein Fazit: Der Wunsch der oder des Kranken muss respektiert werden, ganz gleich, wie schwer es ist.

Bevor Sie sich mit Ihren Liebsten über Ihre Wünsche austauschen, finden Sie für sich heraus, was Ihnen wirklich wichtig ist. Folgende Überlegungen können Ihnen dabei helfen.

Vor dem Gespräch: Wer ist mir wichtig?

Möglicherweise haben Sie sich durch die schwere Erkrankung verändert, Ihr ganzes Leben hat sich verändert. Vielleicht haben Sie nicht mehr so viel Kraft und nicht mehr so viel Zeit. Viele Besuche können anstrengend sein. Setzen Sie Prioritäten, wen Sie noch sehen, mit wem Sie sprechen möchten.

Werden Sie aktiv

Wenden Sie sich direkt an diese Person(en) und sprechen Sie sie an, beispielsweise so:

»Es würde mir guttun, mit dir zu sprechen. Hast du Zeit vorbeizukommen?«

»Ich möchte dich noch mal sehen, komm mich doch bitte besuchen.«

Habe ich eine Botschaft?

Abgesehen von Ihrem Nachlass, den Sie eventuell in Ihrem Testament geregelt haben, kann es sein, dass Sie Ihren liebsten Menschen etwas Persönliches mitgeben wollen – ein Geschenk, eine Botschaft oder vielleicht einen Auftrag. Menschen, die Ihnen wichtig sind – Partner, Partnerin, Ihre Kinder usw. – könnten Sie z. B. ein Fotoalbum mit gemeinsamen Erinnerungen oder einen Brief hinterlassen, in dem Sie Ihre Liebe zum Ausdruck bringen und Mut für die Zukunft machen.

Formulieren Sie Wünsche für die Zukunft

Sie könnten natürlich auch mündlich äußern, was Sie sich für die Zukunft Ihrer nahestehenden Menschen wünschen, beispielsweise so:

»Wenn ich nicht mehr bin, wünsche ich mir …«

»Ich möchte, dass du nicht allein bleibst.«

»Mein lieber Sohn, bitte übernimm du die Firma. Ich traue dir das zu und denke, dass du der Richtige bist, weil …«

Welche Unterstützung wünsche ich mir?

Für Außenstehende ist nicht immer gut erkennbar, was Sie brauchen und was nicht. Niemand kann in Sie hineinschauen. Gerade wenn jemand sehr krank ist, ist es für Angehörige beziehungsweise Freundinnen und Freunde schwierig zu spüren, wie es demjenigen geht.

Sollten Sie Hilfe bei täglichen Verrichtungen benötigen, teilen Sie dies mit. Delegieren Sie die Aufgaben, die Sie selbst nicht mehr erledigen können oder wollen. All dies können Sie Ihrem Gegenüber durchaus zumuten und Sie müssen deswegen keine Bedenken haben. Hilfsbedürftigkeit am Lebensende ist keine Schande, sondern gehört dazu. Sie brauchen sich dafür nicht zu schämen.

Bitten Sie um Hilfe

Fragen Sie Ihr Umfeld direkt nach Hilfe. Es gibt zudem unterschiedlichste Möglichkeiten, sich professionelle oder ehrenamtliche Hilfe dazu zu holen (s. auch Kapitel 3, »Gespräche aus Sicht der Angehörigen«, Seite 66).

»Ich möchte dich um etwas bitten.«

»Karl, ich schaffe das nicht mehr. Wer könnte das übernehmen?«

»Es fällt mir leider zunehmend schwerer … Könntest du mir dabei helfen? Oder sollen wir uns Unterstützung von außen holen?«

Was wird mir zu viel?

Prüfen Sie genau, wen Sie sehen möchten, und seien Sie ehrlich. Sie dürfen auch Nein sagen. Selbst wenn jemand beleidigt reagieren sollte, ist das nicht Ihr Problem, denn in diesem Moment stehen Sie im Mittelpunkt, und es zählt nur das, was für Sie wichtig und hilfreich ist.

Grenzen Sie sich ab

Folgende Formulierungen können Ihnen helfen, sich besser abzugrenzen:

»Entschuldige bitte, das ist nicht persönlich gemeint, aber das wird mir zu viel.«

»Ich habe nicht mehr so viel Energie und verkrafte so viel Besuch nicht mehr.«

Auch die Frage, ob und wann Sie sich zurückziehen wollen, ist wichtig und angebracht. Auch ein Zuviel an Fürsorge kann anstrengend sein. Kranke Menschen fühlen sich oftmals auch überfürsorglich behandelt.

Versuchen Sie, Ihre Bedürfnisse klar zu äußern, zum Beispiel so:

»Heute Nachmittag brauche ich etwas Ruhe. Können wir uns morgen wieder sehen?«

Was möchte ich noch sagen?

Schließlich können Überlegungen auftauchen, die sich um ganz immaterielle Dinge drehen. Vielleicht möchten Sie sich bei jemandem bedanken oder sich für etwas entschuldigen. Möchten Sie sich mit jemandem versöhnen oder etwas gestehen? Noch können Sie ein Geheimnis lüften oder bisher Nicht-Besprochenes aufdecken. Auch dadurch können Sie das Lebensende befriedigend und sinnvoll gestalten.

JOCHEN REMSCHEID: EIN GEHEIMNIS

»Weißt du eigentlich, was mit deiner Mutter passiert ist?« So beginnt Jochen Remscheid das Gespräch mit seinem 30-jährigen Sohn. Er möchte ihm sagen, dass sich seine Mutter aufgrund schwerer Depressionen das Leben genommen hat. Als er noch klein war, haben sie nie über ihren Tod gesprochen. »Ich möchte nicht, dass du es nach meinem Tod von jemand anderem erfährst«, sagt Jochen Remscheid. Er ist sehr froh, dass er dieses Geheimnis ausgesprochen hat.

Fundamentale Sätze

Vergessen Sie nicht so scheinbar einfache Sätze wie »Ich danke dir« oder auch: »Ich liebe dich«. Trauen Sie sich, sie auszusprechen – natürlich nur, wenn sie auch für Sie stimmig sind. Diese wichtigen Sätze sagen Menschen oft nicht, weil sie ihnen selbstverständlich erscheinen. Das sind sie aber nicht! Sie offenbaren Ihre innersten Gefühle. Sie sorgen für Klärung und eine gute Stimmung, sodass sie bei Ihren Angehörigen über eine lange Zeit, vielleicht ein Leben lang nachschwingen und unvergessen bleiben.

Auch »Ich entschuldige mich« oder »Ich vergebe dir« sind essenzielle Sätze. Vielen Menschen liegt ein Konflikt oder ein Kontaktabbruch schwer auf der Seele. Eine Versöhnung ist vor allem nach jahrelangem Schweigen nicht immer möglich und die verlorene Zeit kann nicht mehr aufgeholt werden, aber der Versuch, am Lebensende im Guten auseinanderzugehen, ist es wert.

Vertrag abschließen
Sobald Sie alles für Sie Wichtige besprochen haben, schließen Sie mit Ihrem Gegenüber einen »Vertrag« ab. Sie versprechen, dass Sie Ihre Wünsche und Bedürfnisse mitteilen. So wird er/sie aus der vermeintlichen Verpflichtung entlassen, immer erahnen zu müssen, was Sie brauchen. Das bringt Klarheit.

Wichtig ist aber auch Folgendes: Sobald sich etwas ändert, teilen Sie es ihm/ihr mit und Sie besprechen es neu. Versichern Sie Ihrem Gegenüber, dass Sie die Wahrheit sagen.

Das gilt übrigens für die andere Seite genauso: Auch Angehörige und Freunde sollten offen sagen, was sie brauchen und was nicht.

Der Wunsch zu sterben

Ein ganz besonderer, ein tabuisierter Wunsch ist der Wunsch zu sterben. Viele Menschen mit einer schweren Erkrankung machen sich darüber Gedanken, dass sie so nicht mehr weiterleben möchten. Sie möchten vielleicht niemanden mehr belasten. Manche verlieren die Kraft und den Lebenswillen. Angesichts der enormen Belastungen, der zahlreichen Verluste in körperlicher, geistiger und zwischenmenschlicher Hinsicht, die ein sterbenskranker Mensch verkraften muss, ist das verständlich.

Falls Sie solche Gedanken haben, schrecken Sie nicht davor zurück, darüber mit Partnerin oder Partner, einer anderen Vertrauensperson, Ärztin oder Arzt Ihres Vertrauens, ggf. auch einer Pflegekraft zu sprechen. Reden Sie darüber, was Sie so leiden lässt, dass Sie am liebsten sterben möchten. Sind es unerträgliche Schmerzen oder andere starke körperliche Symptome? Ist es der Verlust an Würde und Selbstständigkeit, was Sie verzweifeln lässt? Ist es eine allgemeine, existenzielle Verzweiflung? Manche körperlichen Symptome und Zustände können die Behandelnden möglicherweise durch eine Veränderung der Medikation oder der Therapien verbessern oder lindern. Gespräche über den Sinn des Lebens und Leidens können ebenfalls ein Stück Erleichterung bringen.

Vor dem Gespräch: Gedanken über den Sterbewunsch

Bevor Sie sich einem Gegenüber anvertrauen, nehmen Sie sich Zeit und denken Sie über die folgenden Fragen nach.

Warum taucht der Sterbewunsch jetzt auf?

Was halte ich nicht mehr aus?

Welche körperlichen Symptome und andere Probleme machen mir zu schaffen?

Leide ich vor allem an Ängsten, bin ich völlig verzweifelt?

Fühle ich mich wertlos?

Im Gespräch: Öffnen Sie sich

Sprechen Sie über Ihren Sterbewunsch! Muten Sie sich und Ihren Wunsch zu sterben anderen zu! Überlegen Sie, mit wem Sie diesen Gedanken teilen könnten, wer das aushalten könnte. Zu wem haben Sie einen guten Draht? Möglicherweise ist auch eine Psychologin, ein Seelsorger, eine Palliativmedizinerin oder ein Pfleger ein hilfreiches Gegenüber. Die Telefonseelsorge hilft, wenn Sie einen anonymen Gesprächspartner wünschen (s.» Anhang«, Seite 137).

Folgendermaßen könnten Sie in das Thema einsteigen:

> »Bitte erschrick nicht, aber ich möchte dir meine geheimsten Gedanken anvertrauen.«
> »Ich habe so viel Vertrauen zu dir, dass ich denke, ich kann mit dir auch über ein ganz besonderes Thema sprechen, nämlich …«
> »Darf ich Ihnen etwas ganz Persönliches anvertrauen?«

Angehörige sollten in so einem Gespräch Folgendes berücksichtigen:
Erschrecken Sie nicht, wenn der/die Erkrankte einen Sterbewunsch äußert. Tun Sie einen solchen Wunsch nicht ab, sondern nehmen Sie ihn ernst. Respektieren Sie das Vertrauen, das Ihnen entgegengebracht wird, und versuchen Sie dann, die Not, die sich dahinter verbirgt, zu verstehen.

Wenn Sie es sich zutrauen und herausfinden wollen, was dahinterstecken könnte, fragen Sie nach:

»Warum möchtest du sterben?«
»Bitte erzähl mir mehr darüber.«
»Was ist es, was dich so verzweifeln lässt?«

Wenn Sie sich überfordert fühlen, sollten Sie einen Profi, möglichst aus dem palliativen Bereich, dazuholen.

Nach dem Gespräch: Danken Sie für das Vertrauen

Die eigene Verzweiflung mit jemandem zu teilen kann ein wenig erleichtern. Vielleicht ergeben sich aus so einem intensiven Gespräch sogar neue Perspektiven oder Erkenntnisse.

»Das hat mich ein wenig erleichtert, über diese schweren Gedanken zu sprechen.«
»Ich hoffe, ich habe dich damit nicht zu sehr belastet.«
»Ja, vielleicht könnte ich noch mal Dr. XY daraufhin ansprechen.«

Vielleicht merken Sie auch, dass Sie ab und zu eine Pause von diesen schwerwiegenden und angsteinflößenden Fragen und Gedanken brauchen. Erlauben Sie sich diese Pausen. Auch mithilfe von Arzneimitteln können Ängste oder innere Unruhe gemildert werden. Fragen Sie Ihren Arzt oder Ihre Ärztin danach.

4. Der Angst begegnen

Eine unheilbare Erkrankung und die Konfrontation mit dem eigenen Tod kann Angst erzeugen. Eine existenzielle Angst, die manche Menschen so vielleicht noch nie empfunden haben. Je nachdem, wie es einem gerade körperlich geht und in welcher Stimmung man ist (s. »Phasen der Verarbeitung«, Seite 32), macht sich die Angst stärker oder schwächer bemerkbar und man kann besser oder schlechter mit ihr umgehen.

In die Angst können sich auch andere Gefühle wie Verzweiflung, Wut, Hoffnungslosigkeit, Trauer, Ohnmacht oder das Gefühl des Ausgeliefertseins mischen. Menschen am Ende ihres Lebens sind möglicherweise mit einer Flut von Emotionen und psychischen Abgründen konfrontiert, die sie nicht immer kontrollieren und aushalten können.

Gefühle benennen

Manchmal ist es nötig, sich vor der Wucht dieser Emotionen zu schützen, dann werden diese Gefühle verdrängt. Doch Verdrängen und Wegschieben der Angst kann auf Dauer sehr viel Kraft kosten, was zusätzlich belastet. Zudem können Angst und Verzweiflung körperliche Symptome wie Schmerzen, Atemnot oder Übelkeit verstärken, sodass Erkrankte in einen Teufelskreis aus Angstgefühlen und Symptomen geraten, die wiederum Angst auslösen. Daher ist es wichtig, dass Sie sich Ihre Gefühle zugestehen – auch und gerade die negativen Gefühle wie Angst, Wut, Scham, Neid und Schuldgefühle. Sobald Sie Ihre Ängste erkennen, sie benennen und aussprechen, kann das entlastend für Sie sein und sich positiv auf Ihr psychisches, aber auch körperliches Befinden auswirken. Das Sprechen über die Angst mindert die Angst.

Vor dem Gespräch: Gehen Sie Ihrem Gefühl auf den Grund

Angst ist ein komplexes Gefühl und manchmal nicht gleich als solches zu erkennen. Daher ist es vor einem Gespräch umso wichtiger, dass Sie sorgfältig und liebevoll in sich hineinspüren, wovor Sie Angst haben und wie sich das anfühlt. Ängste können ihren Schrecken verlieren, wenn Sie die Ursachen für Ihre Ängste herausfinden und darüber sprechen. Folgende Fragen können Ihnen dabei vielleicht helfen.

Was fühle ich genau (z. B. Beklemmung, Kälte, Unwohlsein)?

Wovor genau habe ich Angst (z. B. vor dem Verlust der Selbstständigkeit, starken Schmerzen, dem Sterben, der Ungewissheit des Danach)?

Um wen sorge ich mich (z. B. meine Familie, meine Kinder, meine Partnerin / meinen Partner, mein Haustier)?

In einem Gespräch mit einer anderen Person, ganz gleich, ob es vertraute Angehörige oder professionelle Helfer sind, können Sie herausfinden, was Ihnen guttun würde. Sie könnten klären, was Sie brauchen, wenn eintritt, was Sie befürchten. Es kann durchaus sein, dass Ihre Angst ganz unterschiedliche Gründe hat, die Sie möglicherweise mit verschiedenen Gesprächspartnern oder -partnerinnen besprechen sollten.

BIRGIT WELLENFELS: DIE MUTTER BERUHIGEN

Die größte Angst der Mutter von Birgit Wellenfels ist es zu ersticken. Sie spricht darüber mit ihrer Tochter, die sie beruhigen kann: »Du wirst Medikamente bekommen, sodass du es nicht merkst.« Die Mutter fragt: »Auch rechtzeitig?« Birgit Wellenfels: »Lass uns das mit den Ärzten besprechen.«

Der richtige Gesprächspartner

Nicht jeder ist bereit, sich dem Thema Angst vor dem Tod zu stellen und sich mit Ihnen auszutauschen. Überlegen Sie daher genau, wem Sie sich mitteilen könnten und wer Ihre Gefühle aushalten kann. Ihr Partner, Ihre beste Freundin, Ihr Bruder? Versuchen Sie nicht, Ihre nächsten Angehörigen zu schonen. Vielleicht warten sie schon darauf, dass Sie sich öffnen. Sprechen Sie sie darauf an und beobachten Sie, wie die- oder derjenige reagiert. Vielleicht gibt es in Ihrem Umfeld auch jemanden, der selbst schwerkrank ist oder war und sich damit auseinandersetzen musste? Menschen, die solche Situationen selbst durchmachen müssen oder mussten, stehen existenziellen und spirituellen Fragen meistens offener gegenüber.

Sie sollten auch jemanden ansprechen, der Sie betreut, sei es Ihre Hausärztin, Ihren Onkologen, Ihre Palliativmedizinerin, eine Pflegekraft, eine Ehrenamtliche oder einen Hospizmitarbeiter. Geht es zum Beispiel um die Angst vor dem Sterbeprozess, kann ein Palliativmediziner Ihre Fragen beantworten. Die meisten Symptome des Sterbens können so gelindert werden, dass sie erträglich sind. Ihre Ärztin oder Ihr Arzt kann Ihnen beispielsweise angstmindernde Medikamente verschreiben. Aber auch ein kirchlicher Seelsorger oder eine Psychologin können gute Ansprechpartner sein, wenn es nicht in erster Linie um medizinische Aspekte, sondern um Fragen der Seele und des Glaubens geht.

MARKUS HEUMER UND SEINE SCHWESTER:
DIE SEELE GEHT NICHT VERLOREN

»Was glaubst du, was kommt nach dem Tod, wenn du mal stirbst?« Mit dieser Frage wendet sich Markus Heumer eines Tages an seine Schwester Sophie. Seine große Angst für ihn als Atheisten ist, dass danach nichts mehr kommt. Seine Schwester hat sich mit dieser Frage auch schon beschäftigt und sagt: »Ich glaube an ein Leben nach dem Tod, jenseits von Religion. Ich denke, alles befindet sich in einem Kreislauf. Wasser verdunstet und kommt als Regen herunter. Energie wird umgewandelt. Wieso sollte so etwas Wesentliches wie die Seele eines Menschen verloren gehen?« Für Markus Heumer ist das ein tröstlicher Gedanke. Das Gespräch hat ihn angeregt, darüber nachzudenken, was wohl mit seiner Seele passiert.

Im Gespräch: Wenn das Gegenüber ausweicht

»Ach, du stirbst doch noch nicht!«, »Sag doch so was nicht!«, »Rede dir so was nicht ein!« – Möglicherweise machen Sie die Erfahrung, dass man Ihnen ausweicht oder Ihr Thema zurückgewiesen wird. Ihr Gegenüber möchte nicht über die existenziellen Fragen, die Sie beschäftigen, reden und nichts von Ihren Ängsten wissen. Das kann sehr enttäuschend sein. Vielleicht ist er/sie einfach noch nicht so weit und möchte sich selbst (noch) durchs Ignorieren der Tatsachen schützen (s. »Phasen der Verarbeitung«, Seite 32). Vielleicht sollen Sie auch bloß geschont werden. Versuchen Sie, ein wahrhaftiges Gespräch einzufordern. Das kann der Beginn einer Klärung Ihrer Anliegen sein.

Sie könnten beispielsweise folgende Formulierungen dafür nutzen:

> »Mein Lieber, wir müssen doch mal den Tatsachen ins Auge sehen!«
> »Jetzt hör mir mal zu: Ich werde sterben, und zwar bald!«
> »Lass uns nicht mehr so tun, als ob ich das Leben noch vor mir hätte.«

Bleiben Sie bei Ich-Botschaften und drücken Sie Ihr Bedürfnis klar und eindeutig aus:

»Mir ist es wichtig, dass wir jetzt mal über … sprechen.«
»Pass mal auf: Ich habe echt Angst, richtig Angst. Kannst du dir das vorstellen?«
»Mir liegt etwas auf dem Herzen, worüber ich gerne mit dir sprechen würde.«
»Darf ich ehrlich sein? Ich habe große Angst vor dem Sterben. Ich mache mir große Sorgen um …«
»Mich belastet etwas sehr. Kann ich darüber mal mir dir reden?«

Im Gespräch: Wenn Sie wütend werden

Die Angst kann allerdings auch in Wut umschlagen (s. »Phasen der Verarbeitung«, Seite 32). Sie merken es daran, dass Sie aggressiv reagieren und mit Ihrem Schicksal hadern. Eventuell sind Sie wütend, dass es Sie so hart getroffen hat. Sie sind vielleicht auch neidisch darauf, dass andere Kranke mit der Angst anders oder besser umgehen, oder vielleicht darauf, dass andere weiterleben dürfen und Sie nicht. Das alles ist vollkommen verständlich. Sprechen Sie auch mit Ihrem Gegenüber darüber, was Sie so wütend macht. Die Bedürfnisse und Wünsche, die sich daraus ergeben, können dann möglicherweise befriedigt und erfüllt werden. Wut ist auch eine Kraft, die viel in Bewegung setzt – lassen Sie sie raus.

So können Sie es zum Beispiel formulieren:

»Du hast es gut! Du bist gesund! Ich wünsche mir mein früheres Leben zurück.«
»Ich bin sauer! Ich will weiterleben.«
»Warum trifft es mich, verdammter Mist! Das macht mich wütend!«

Der Angst etwas entgegensetzen

Selbstverständlich können Sie nicht rund um die Uhr an den Tod denken. Schließlich leben Sie! Daher ist es durchaus angebracht, dass Sie sich ablenken und das Leben auch genießen. Setzen Sie der Angst etwas entgegen. Besinnen Sie sich auf das Hier und Jetzt, versuchen Sie, auch die kleinen Dinge wertzuschätzen. Viele schwerkranke Menschen machen die Erfahrung, dass sich ihre Wahrnehmung intensiviert, dass die vermeintlich belanglosen Dinge – wie ein Blick aus dem Fenster, eine Berührung, die Sonne auf der Haut – einen ganz anderen Wert bekommen. Das Leben findet nur in der Gegenwart statt – ganz gleich, ob jemand erkrankt ist oder nicht.

Nehmen Sie sich Dinge vor, die Ihnen Freude bereiten und die Sie weder körperlich noch seelisch überanstrengen. Spielen Sie mit Ihren Angehörigen, Freunden oder Freundinnen Spiele, lesen Sie, hören Sie Musik oder schauen Sie Filme. Alles, was Ihre Stimmung aufhellt, ist zulässig. Ihr Verhältnis zum Tod wird dadurch nicht oberflächlicher, sondern entspannter. Ihre Gedanken kreisen in dieser Zeit vermutlich weniger um Ihr Lebensende und Sie bekommen vielleicht miteinander eine Gelegenheit zum Lachen und erleben etwas Leichtigkeit – und das tut immer gut.

Lebensbilanz

Der Angst vor dem Tod können Sie zudem mit einem Rückblick auf Ihr Leben begegnen. Wenn Sie eine persönliche Lebensbilanz ziehen, können Gespräche mit Ihren Angehörigen, ebenso wie mit ehemaligen Berufskolleginnen oder -kollegen sehr klärend und erfüllend sein. Sprechen Sie mit ihnen über Ihre gemeinsamen Erlebnisse, Ihre Entscheidungen, über die Menschen, die Ihnen wichtig sind oder waren, über Höhepunkte, aber auch über Tiefpunkte Ihres Lebens.

Vor dem Gespräch: Halten Sie Rückschau

Mit folgenden Fragen können Sie sich vor so einem Gespräch auseinandersetzen und später mit Ihrem Gegenüber darüber sprechen:

Was war und ist mir wichtig in meinem Leben?

Welche Werte habe ich? War ich meinen Werten treu?

Welches waren die Höhepunkte in meinem Leben?

Wo lagen die Wendepunkte in meinem Leben?

Welche Krisen gab es? Wie habe ich sie überstanden?

Worauf bin ich stolz in meinem Leben?

Was ist mir nicht so gut gelungen? Und warum nicht?

Welche Menschen waren und sind mir besonders wichtig?

Möglicherweise stoßen Sie dabei auch auf eine gewisse Trauer über verpasste Gelegenheiten. Vielleicht bereuen Sie es, zu viel gearbeitet, sich nicht genug um jemanden gekümmert oder sich selbst vernachlässigt zu haben. Diese Erkenntnisse können Sie in den Gesprächen mit Ihren Liebsten thematisieren. Manchmal ergibt sich die Gelegenheit für Aussprache und Versöhnung. Vielleicht bleibt auch etwas unabgeschlossen oder ungelöst. Auch das gehört zum Leben dazu.

Ihre Lebensbilanz kann jedoch auch ungeahnt Schönes zum Vorschein bringen und Ihnen und Ihren Gesprächspartnern Genugtuung und Frieden verschaffen. Eventuell verschwindet Ihre Angst vor dem Tod und der Abschied fällt Ihnen – und auch Ihren Angehörigen – leichter.

Nach dem Gespräch: Über Gefühle schreiben

Konnten Sie über Ihre Ängste oder über Ihr Leben sprechen? Falls nicht, versuchen Sie es an einem anderen Tag erneut, und wählen Sie eventuell jemand anderen als Gesprächspartner/-in.

Suchen Sie die Nähe eines Menschen, den Sie mögen oder lieben, der Ihnen vielleicht die Hand hält oder der auch nur bei Ihnen sitzt, ohne zu reden. Vielleicht ergibt sich dann ein Moment, in dem Sie sich trauen, über Ihre Angst zu sprechen.

Wenn Sie auch so nicht weiterkommen, können Sie über Ihre Gefühle schreiben und sie auf diese Art »herauslassen«. Schreiben Sie beispielsweise einen Brief an Ihre Liebsten oder auch an jemand Unbekannten. Schreiben Sie ein Tagebuch über Ihre Angst, Ihre tiefe Verunsicherung, Ihre Fragen und Ihr Leben. Viele schwerkranke Menschen schreiben über ihre Erfahrungen und Ängste auch im Netz und finden dort viel Trost und Zuwendung.

Wenn Sie keine Kraft oder Lust zum Schreiben haben, können Sie auch in das Mikrofon Ihres Smartphones oder Computers sprechen.

KAPITEL 5

»Können Sie mir das bitte erklären?« Gespräche mit den Profis

In Krankenhäusern und Pflegeeinrichtungen bestimmen oft Druck, Hektik und Hierarchien den Alltag. Ein partnerschaftlicher Umgang mit Ärzten und Pflegekräften ist dabei manchmal schwierig. Gute Gespräche hängen in solchen Situationen aber nicht nur von den Profis ab, sondern auch von Ihnen als Patienten und Angehörige. Trauen Sie sich, zu fragen und Gespräche einzufordern.

1. Miteinander reden als Partner

Patientinnen und Patienten sowie ihre Angehörigen fühlen sich im Gesundheitssystem oft verloren. Die Strukturen sind für Außenstehende meist undurchschaubar, zwischen ambulanter und stationärer Versorgung geht es ständig hin und her, das Gesundheitspersonal ist manchmal unfreundlich oder zumindest kurz angebunden. Dazu kommt oftmals das für Laien nicht verständliche »Medizinerlatein«. In einer Ausnahmesituation, in der es um Leben und Tod geht, ist all dies eine zusätzliche Belastung.

Andererseits stehen auch die Ärzte und Pflegekräfte bekanntermaßen unter einem hohen Druck. Es fehlt an Personal, der Verwaltungsaufwand wird immer höher, es soll gespart werden. Gegenüber Patientinnen oder Patienten und Angehörigen mit ihren berechtigten Forderungen dann immer Ruhe zu bewahren ist nicht einfach. Themen wie Gesprächsführung, geschweige denn Gespräche am Lebensende, kamen im Medizinstudium lange nicht vor. So können Ärztinnen und Ärzte bei solch schwierigen Themen wie Sterben und Tod selbst unsicher sein und sich deshalb nicht immer einfühlsam verhalten.

Zudem kann das hierarchische Gefälle zwischen Arzt/Ärztin einerseits, Erkrankten und Angehörigen andererseits gute Gespräche auf Augenhöhe erschweren. Die Behandelnden sind gegenüber den Betroffenen in einer überlegenen Position. Sie haben einen Informationsvorsprung im Wissen über Krankheiten. Das soll ja auch so sein. Aber da sie nicht betroffen sind, wissen sie oft zu wenig darüber, wie sich persönlich Betroffene mit ihrer Krankheit fühlen. Den Profis fehlt oftmals die »Kranksein-Kompetenz«, wie der Palliativmediziner Professor Dr. med. H. Christof Müller-Busch es nennt.

Zu einem partnerschaftlichen Umgang, einfühlsamen Gesprächen und guten Entscheidungen können Sie als Patienten oder Angehörige aktiv beitragen.

Mit Ihrem Hausarzt oder Ihrer Fachärztin, mit Pflegekräften, mit Fachkräften aus einem Hospiz, aus der Palliativmedizin oder Sozialarbeit zu sprechen wird Ihnen sehr viel leichter fallen, wenn Sie sich Ihre Rechte als Patient bewusst machen. Das Patientenrechtegesetz von 2013 stärkt die Position der Patienten und Patientinnen und deren Angehörigen. Sie als Patient/-in haben ein Recht auf umfassende Information, auf Selbstbestimmung und auf eine angemessene und qualifizierte Versorgung. Sie haben damit das Recht:

- … auf umfassende Aufklärung zu Diagnose- und Behandlungsmöglichkeiten. Arzt oder Ärztin müssen sich so ausdrücken, dass Sie die Inhalte und Zusammenhänge verstehen. Sie sind gehalten, Chancen einer Behandlung, aber auch Risiken sowie Alternativen offen zu benennen. Das Gespräch muss persönlich erfolgen.
- … auf eine Zweitmeinung: Wenn Sie Zweifel haben, dürfen Sie sich eine zweite Meinung bei einer anderen Ärztin / einem anderen Arzt einholen.
- … auf Einsicht in Ihre Patientenakte: Sie dürfen sich alle medizinischen Unterlagen über sich ansehen. Auf Ihren Wunsch hin muss der Behandelnde Ihnen die Behandlungsunterlagen zur Verfügung stellen.
- … auf freie Arztwahl: Sie dürfen Ärztin/Arzt sowie Krankenhaus frei wählen. Wenn Sie unzufrieden sind, können Sie wechseln. Den Wechsel müssen Sie gegenüber niemandem rechtfertigen oder begründen.

Daraus folgt vor allem, dass Sie nachfragen dürfen und es auch sollten, wenn Sie etwas nicht verstehen. Haben Sie keine Scheu, die drängenden oder kritischen Fragen, die Sie beschäftigen, auch zu stellen. Fordern Sie Gespräche ein, wenn Sie den Bedarf haben. Das gilt auch für die Angehörigen.

Vor dem Gespräch: Informieren Sie sich

Informationen sind die Grundlage für ein gutes Gespräch mit Betreuern und Behandlern – und für wichtige Entscheidungen. Informieren

Sie sich daher über Ihre Erkrankung und deren Behandlungsmöglichkeiten oder bitten Sie Ihre Angehörigen, sich zu informieren. Achten Sie dabei auf seriöse Quellen. Gute Anlaufstellen im Netz sind Ärzte- und Patientenverbände, Universitätskliniken, Gesundheits- und wissenschaftliche Institute, Krankenkassen, Selbsthilfeorganisationen oder der Verbraucherschutz.

Prüfen Sie, zu welchem der Sie behandelnden Profis Sie das meiste Vertrauen haben und mit wem Sie am liebsten sprechen möchten: mit Ihrem Onkologen, Ihrer Hausärztin, einer Pflegekraft, der Pflegeleitung oder einer Palliativmedizinerin oder … ?

Schreiben Sie sich vorab alle Fragen auf und sortieren Sie sie: die wichtigsten zuerst!

Was möchte ich genau wissen?

____

____

____

____

Entscheiden Sie anschließend, ob Sie jemanden ins Gespräch mitnehmen möchten. Auch wenn Sie vieles gern allein und selbstständig erledigen können und wollen, so ist eine Begleitung zu einem Arztgespräch sehr sinnvoll, denn vier Ohren hören mehr als zwei. Sie sind als Patientin oder Patient unter Umständen emotional so betroffen, dass Sie vielleicht nicht alles mitbekommen oder Dinge missverstehen.

Im Gespräch: Stellen Sie Fragen

Lassen Sie sich alle Behandlungsoptionen, alle Behandlungsschritte ausführlich erklären. Schreiben Sie mit, machen Sie sich Notizen. Kein Mensch kann sich alles merken. Wenn Sie eine Begleitung mit ins Gespräch genommen haben, kann diese das übernehmen.

Folgende Punkte sind wichtig:

Welche Vorteile hat die Behandlung?

Wie wirkt sie?

Welche Nachteile gibt es?

Welche Nebenwirkungen hat sie?

Welche Alternativen gibt es?

Wenn Sie etwas nicht verstehen: Haken Sie nach. Trauen Sie sich, so lange nachzufragen, bis Sie es verstanden haben.

Benennen Sie Ihre Beschwerden, Ängste und Sorgen. Äußern Sie Ihre Bedürfnisse und Wünsche.

Fassen Sie am Ende des Gesprächs zusammen, was Sie verstanden haben. Beispielsweise so:

»Habe ich Sie richtig verstanden, dass …?«

»Sie meinen also, ich sollte …, weil …?«

Fragen Sie nach weiteren, schriftlichen Informationen.

Nach dem Gespräch: Rekapitulieren Sie

Sobald sich nach dem Gespräch Ihre Aufregung gelegt hat, gehen Sie es noch einmal in Ruhe durch. Beziehen Sie dafür auch Ihre Begleitung mit ein. Prüfen Sie, ob alle Ihre Fragen zufriedenstellend beantwortet wurden.

Falls das nicht zutrifft, überlegen Sie, woran es gelegen haben könnte. Hatte die Ärztin zu wenig Zeit, vertrauen Sie dem Arzt nicht richtig, konnte Ihr Gegenüber nicht gut erklären oder ist er nicht auf

Sie eingegangen? Waren Sie vielleicht zu aufgeregt oder sogar zu geschockt, sodass Sie nicht alles mitbekommen haben?

Prüfen Sie, ob Sie ein weiteres Gespräch brauchen und mit wem. Sie könnten mit derselben Person noch einmal sprechen, um weitere Fragen zu klären. Falls Sie unsicher sind, könnten Sie eine zweite Meinung von einem anderen Profi einholen. Sollten Sie besonders unzufrieden sein und sich völlig unverstanden fühlen, könnten Sie auch die Praxis oder das Krankenhaus wechseln.

2. Über die Therapie entscheiden

Bekommen Sie als sterbenskranker Mensch eine Krankheitsdiagnose mit einer schlechten Prognose, sind oft schwierige Entscheidungen in Bezug auf die Behandlung zu treffen. Dabei geht es nicht nur einzig und allein um Ihre Krankheit, sondern auch um Ihr Leben und die Gestaltung der Zeit, die Ihnen noch bleibt.

Die Entscheidungen über die Therapie hängt auch davon ab, welche Wünsche Sie (noch) haben oder ob Sie noch ein bestimmtes Ereignis miterleben möchten, wie etwa eine Geburt oder eine Familienfeier. Gerade im Angesicht des Todes bekommen solche Bedürfnisse eine besondere Dringlichkeit und sollten bei der Entscheidung über eine Behandlung mit berücksichtigt werden.

ALEXANDER SCHORING: ALLES AUSPROBIEREN!

Eine Therapie mit Methadon, eine tägliche Chemotherapie ohne Unterbrechung, eine experimentelle Therapie mit neun Medikamenten gleichzeitig, Teilnahme an einer Studie in Kanada: Alexander Schoring und seine Frau Marlies probieren alles. »Auf den Tumor draufhauen und Neues austesten, so lautet die Strategie«, sagt Alexander Schoring. »Wir wollen Zeit gewinnen.« Denn Marlies Schoring möchte wegen ihrer Kinder noch so lange wie möglich leben.

Vor dem Gespräch: Mehr oder weniger Therapie?

Klären Sie, wie wichtig es Ihnen ist, durch eine bestimmte Behandlung noch möglichst viel Zeit zu gewinnen. Es kann sein, dass Sie für diesen Wunsch eine Chemotherapie, eine Operation oder einen Aufenthalt auf der Intensivstation in Kauf nehmen müssen. Nicht jedem Menschen behagen diese Vorstellungen.

Vielleicht ist es Ihnen wichtiger, ohne lebensverlängernde Maßnahmen noch eine gute, wenn auch möglicherweise verkürzte Lebenszeit zu haben, in der Ihre Symptome gelindert werden, aber auf sonstige Therapien und Eingriffe verzichtet wird. Ihre Entscheidung dreht sich also um eine Lebensverlängerung durch eine Bekämpfung Ihrer Krankheit oder um mehr Lebensqualität durch eine symptomlindernde, also palliative Therapie.

Palliativmedizin bedeutet nicht, dass man die Patientin oder den Patienten aufgegeben hat, sondern dass man das Lebensende so schmerz- und symptomfrei wie möglich gestaltet, ohne aggressiv gegen die Krankheit vorzugehen. Studien zeigen, dass auch mit palliativen Maßnahmen, bei denen die Bedürfnisse der Patienten konsequent berücksichtigt werden, nicht nur die Lebensqualität steigt, sondern die Patienten teilweise sogar länger leben.

ZUSANNA KACZMAREK: KEINE CHEMO MEHR!

Zusanna Kaczmarek möchte keine weiteren Chemotherapien mehr. »Die bisherigen waren so heftig, ich habe genug gelitten.« Freundinnen und Söhne versuchen, sie zu überreden. Aber sie ist in der Entscheidung klar: »Wozu? Das Ende ist sowieso absehbar.«

Allerdings hat sie sich dazu durchgerungen, eine Bestrahlung des Kopfes durchführen zu lassen. Sie hofft, dass die Metastasen im Gehirn etwas kleiner werden oder zumindest nicht mehr wachsen.

Die Geschwülste im Kopf haben zu Bewegungseinschränkungen der rechten Körperhälfte geführt sowie zu Gedächtnis- und Konzentrationsstörungen. Für die Bestrahlung kommt sie auf die Palliativstation. »Hier fühle ich mich aufgehoben«, sagt Zusanna Kaczmarek.

Im Gespräch: So können Sie besser entscheiden

Für eine gute Entscheidung sollten in Ihren Gesprächen mit dem medizinischen Fachpersonal möglichst alle Ihre Fragen geklärt werden. Vereinbaren Sie nicht nur einen Termin mit Ihrer behandelnden Ärztin oder einer Pflegefachkraft Ihres Vertrauens, sondern auch mit einem weiteren Experten. Trauen Sie sich, alle Fragen, die Ihnen auf dem Herzen liegen, zu stellen. Es ist Ihr gutes Recht zu fragen! Das gilt nicht nur für Sie als Patient oder Patientin, sondern auch für Angehörige, die beim Gespräch mit dabei sind. Versuchen Sie danach zusammen, zu einer Entscheidung zu kommen.

Folgende Formulierungen können Ihnen im Gespräch nützlich sein, um nachzuhaken, drängende oder kritische Fragen zu stellen:

Nachhaken	»Entschuldigen Sie, wenn ich Sie unterbreche, aber das habe ich nicht verstanden.« »Könnten Sie das bitte noch einmal genauer erklären?« »Wie ist das gemeint?« »Den Begriff, den Sie gerade genannt haben, kenne ich nicht.« »Was bedeutet xy?« »Was heißt das konkret für mich, für uns?«
Drängende Fragen stellen	»Habe ich / Hat mein Mann noch eine Heilungschance?« »Können Sie mir sagen, wie viel Zeit ich noch habe bzw. mein Mann / meine Mutter noch hat?« »Welches Ziel hat diese Behandlung?« »Mit welchen Nebenwirkungen ist zu rechnen?« »Welche Möglichkeiten gibt es, die Nebenwirkungen zu lindern?« »Was spricht für diese Behandlung? Was dagegen?« »Welche Behandlung empfehlen Sie, wenn ich diese Therapie nicht will?« »Wo, wie, bei wem kann ich / können wir psychosoziale Unterstützung erhalten?« »Ich / Meine Frau / Mein Freund / Mein Vater würde gerne zusätzlich alternative Heilverfahren ausprobieren. Könnten Sie mir/uns jemanden empfehlen?« »Gibt es noch mehr schriftliches Informationsmaterial?«

Kritische Fragen stellen	»Meinen Sie, dass die Chemotherapie wirklich sinnvoll ist?« »Ist es belegt, dass dieses Medikament bei dem Krankheitsbild wirkt?« »Ich möchte diese Nebenwirkungen eigentlich nicht in Kauf nehmen. Was machen wir?« »Wie experimentell ist diese Therapie? Wie sieht die Studienlage aus?« »Warum empfehlen Sie mir/uns dieses Vorgehen?« »Was passiert, wenn ich diese Behandlung nicht mache? Wie ergeht es mir dann?«

MARLIES SCHORING: AUF EINE BEHANDLUNG BESTEHEN

Marlies Schoring will eine Methadon-Therapie ausprobieren. Der Arzt im Krankenhaus lehnt das ab: »Ich verschreibe Ihnen das nicht, weil die Studien nicht überzeugend sind.« Die Argumente sind für die Schorings nachvollziehbar. Sie bleiben aber trotzdem dabei. Gemeinsam finden sie einen Kompromiss: Der Arzt unterstützt sie zwar nicht bei der Suche nach jemandem, der die Methadon-Therapie durchführt, legt ihnen aber auch keine Steine in den Weg. »Wir behandeln Sie trotzdem weiter.« Das Ehepaar Schoring sucht sich selbst einen niedergelassenen Onkologen, der Marlies Schoring mit Methadon behandelt.

Nach dem Gespräch: Nehmen Sie sich Zeit

Die meisten Entscheidungen müssen nicht sofort getroffen werden. Nehmen Sie sich die Zeit, die Sie brauchen. Sprechen Sie mit allen Menschen, die Ihnen bei der Entscheidung helfen können. Informieren Sie sich im Internet, in Büchern, in Broschüren. Befragen Sie Ihr Bauchgefühl.

Wenn Sie Bedenkzeit brauchen

Folgende Formulierungen können Sie gegenüber Ihrem Arzt / Ihrer Ärztin verwenden:

»Wie dringend ist die Entscheidung?«
»Ich weiß gerade nicht, wie ich mich entscheiden soll. Ich möchte darüber noch einmal schlafen.«
»Bevor wir das entscheiden, möchten wir uns noch einmal in der Familie beraten.«
»Ich brauche psychologische Unterstützung. Könnten Sie mir jemanden empfehlen?«
»Ich bin mir unsicher. Wo könnte ich mich noch mehr informieren?«

Prüfen Sie Ihren Arzt

Denken Sie nach dem Gespräch auch noch einmal bewusst über Ihre Ärztin oder Ihren Arzt nach.

Wie hat die Ärztin oder der Arzt auf Ihre Fragen reagiert?

___

Hat sie oder er sich Zeit für Sie genommen?

___

Hat sie oder er Ihnen zugehört?

___

Hat sie oder er ausführlich geantwortet?

___

Konnte sie oder er auch mit kritischen Fragen umgehen?

___

Haben Sie sich verstanden gefühlt?

___

Hat sie oder er Sie ausreden lassen?

___

Wenn Sie diese Fragen größtenteils mit Nein beantworten, sollten Sie überlegen, den Arzt zu wechseln, wenn das möglich ist. Auch das ist Ihr gutes Recht.

3. Wenn Sie anderer Meinung sind

Es kann durchaus sein, dass Sie zweifeln oder die Meinung der Ärztin oder des Arztes nicht teilen. Wenn Sie den Eindruck haben, dass der Arzt Sie beispielsweise zu einer weiteren Therapie drängen möchte, die Ihnen widerstrebt, dann sagen Sie das. Das gilt natürlich auch im umgekehrten Fall, wenn Sie eine weitere Therapie unbedingt ausprobieren möchten, Ihre Ärztin / Ihr Arzt das aber nicht vertreten kann oder will.

Im Gespräch: Den eigenen Weg gehen

Sagen Sie offen, dass Sie die Meinung nicht teilen oder etwas anderes möchten. Erklären Sie Ihre Gründe. Versuchen Sie, in Ich-Botschaften zu formulieren, beispielsweise so:

> »Ich bin nach wie vor nicht davon überzeugt und möchte das nicht machen. Mir wäre es wichtiger, dass …«
> »Ich entscheide mich dagegen. Ich habe nämlich gelesen, dass …«
> »Wir möchten trotz Ihrer guten Argumente einen anderen Weg gehen. Das hängt damit zusammen, dass …«

Fragen Sie, wie Sie weiter vorgehen können. Zum Beispiel mit diesen Formulierungen:

> »Ich möchte weiterhin mit Ihnen in Kontakt bleiben. Können wir nächste Woche noch einmal sprechen?«
> »Sie wissen, wir schätzen Sie sehr. Daher …«

Falls Sie gefühlsmäßig sehr aufgeladen sind, können Sie vorschlagen, das Gespräch zu einem anderen Zeitpunkt fortzusetzen. Versuchen Sie, sich zu beruhigen und Ihre Gefühle zu sortieren. Teilen Sie Ihren Gefühlszustand Ihrem Gegenüber mit, eventuell so:

> »Ich bin gerade sehr aufgeregt und muss mich erst mal beruhigen. Können wir das Gespräch zu einem anderen Zeitpunkt fortsetzen?«
> »Wir müssen darüber noch einmal nachdenken.«

Nach dem Gespräch: Eine Zweitmeinung einholen

Sprechen Sie bis zum nächsten Termin mit anderen Menschen über die anstehende Entscheidung.

Holen Sie sich, wenn Sie weiterhin Zweifel plagen, eine zweite fachliche Meinung ein. Sie haben das Recht dazu und können Ihrem Arzt das auch offen sagen. Manche Ärzte befürworten das sogar ausdrücklich und sind nicht beleidigt.

Sie könnten es folgendermaßen ausdrücken:

»Ich bin mir sehr unsicher und würde mir gerne noch eine zweite Meinung einholen. Wie sehen Sie das?«

»Wir würden gerne noch einmal eine andere Ärztin fragen, die uns empfohlen worden ist.«

»Ich möchte mir eine Zweitmeinung einholen. Könnten Sie mir dafür meine Patientenakte aushändigen?«

SOPHIE HEUMER: SICH DURCHSETZEN

Zu Hause geht es Markus Heumer zunehmend schlechter und er isst nichts mehr. Seine Schwester, Sophie Heumer, ruft den Notarzt. Im Krankenhaus muss sich die Schwester mehr als einmal gegen das Personal durchsetzen. Sie soll nach den Untersuchungen den Bruder wieder mit nach Hause nehmen. Für die Schwester ist aber klar, dass ihr Bruder dafür zu krank ist. Sie wird energisch: »Das werde ich nicht tun! Wenn ich das mache, haben Sie gleich zwei Patienten!« Der Hospizplatz ist schon beantragt. Sophie Heumer setzt durch, dass ihr Bruder so lange im Krankenhaus bleibt, bis der Platz im Hospiz frei wird.

4. Symptome kontrollieren

Schmerzen, Atemnot, Übelkeit, Müdigkeit und Schwäche – das sind die häufigsten Beschwerden, unter denen sterbenskranke Menschen leiden. Außenstehende sehen diesen Menschen ihre Leiden nicht unbedingt an. Daher ist es wichtig, dass sie darüber sprechen, denn nur dann kann ihnen angemessen geholfen werden. In der Regel können diese Symptome so gelindert werden, dass sie aushaltbar sind. Hierbei sind auch Pflegekräfte gute Ansprechpartner. Sie kennen einfache Maßnahmen und kleine Tricks, die neben Medikamenten die Symptome reduzieren und lindern können.

Sobald Sie Schmerzen verspüren, sagen Sie es! Sie brauchen und sollten nicht unnötigerweise leiden.

Bedenken Sie auch: Wenn Sie weniger Schmerzen haben, sind Sie offener für Gespräche, weil Sie nicht ständig mit den Schmerzen beschäftigt sind. Das gilt auch für andere belastende Symptome.

Auch Schwäche kann zwar gelindert werden. Sie ist allerdings oft ein Hinweis darauf, dass die Krankheit weit fortgeschritten ist und das Lebensende naht. Das ist natürlich bedrückend. Auch darüber können Sie sprechen.

ANNE WINTER: ARZT WECHSELN

Im Krankenhaus funktionierte die Schmerztherapie bei dem Vater von Anne Winter gut. Als der Vater ins Pflegeheim kommt, verstärken sich die Schmerzen. »Wir haben die Pflegeleitung darauf angesprochen, und es stellte sich heraus, dass der Hausarzt meinem Vater keine starken Schmerzmittel verschreiben wollte.« Der Hausarzt behandelt Anne Winters Eltern schon seit vielen Jahren. Dennoch ist der Familie klar, dass sie nun einen anderen Arzt brauchen. Die Leitung empfiehlt einen Palliativmediziner, der die Schmerzmedikation in die Hand nimmt. Er macht jeweils einen Wochenplan, verschreibt Schmerzpflaster und Bedarfsmedikation. Seitdem leidet der Vater nicht mehr unter Schmerzen.

Vor dem Gespräch: Beobachten Sie Ihre Beschwerden

Je detaillierter Sie Ihre Symptome beschreiben, desto besser kann Ihre Ärztin oder Ihr Arzt sie einordnen und Ihnen helfen. Die Aussage »Es tut weh« ist zu allgemein und unklar. Sie sollten sich stattdessen genau beobachten. Notieren Sie Ihre Beobachtungen, zum Beispiel in einem Schmerztagebuch:

Wann – zu welcher Tageszeit, in welcher Situation – tauchen die Schmerzen auf?

____

Wo tauchen die Schmerzen auf?

____

Gibt es typische Auslöser?

____

Wie fühlen sie sich an? Stechend, bohrend, ziehend, brennend?

____

Auch andere Beschwerden wie Schlafstörungen, Angst, Depressionen, Verzweiflung sollten Sie notieren, falls sie bei Ihnen auftreten. Diese Symptome sollten ebenfalls besprochen und behandelt werden, da sie Schmerzen verstärken können.

In starken Schmerzen drücken sich oft existenzielle Nöte und Hoffnungslosigkeit aus. In der Palliativmedizin nennt man das komplexe Leiden »Total Pain« (s. auch Müller-Busch: »Abschied braucht Zeit.«, S. 148, in »Weiterführende Literatur und Quellen«), bei dem sich tiefste Verzweiflung mit körperlichen Schmerzen vermischt. Gerade deshalb sind Gespräche über das Leben und Sterben ein überaus wichtiger Bestandteil der Schmerztherapie.

Erstaunlicherweise können durch Gespräche zu ganz anderen Problemen und Fragen auch körperliche Schmerzen erträglicher werden.

Sollte es Ihnen jedoch so schlecht gehen, dass Sie am liebsten sterben möchten, sprechen Sie auch das an. Gespräche und Medikamente können helfen, dass Sie Ihre Situation besser ertragen.

Im Gespräch: Fragen Sie genau nach

Das Sprechen über die Schmerzbehandlung ist mit einer Reihe von Fragen verbunden, die Sie mit Ihrem Arzt oder Ihrer Ärztin besprechen sollten. Dazu gehören die folgenden:

Wie wirken die Medikamente? Inwiefern ergänzen sie sich?

Zu welchen Zeiten soll ich / mein Mann / meine Mutter welches Medikament einnehmen?

Gibt es einen schriftlichen Medikamentenplan?

Mit welchen Nebenwirkungen muss ich / müssen wir rechnen?

Was kann ich dagegen tun?

Was kann ich / können wir bei einer Schmerzattacke tun?

Bekomme ich / Bekommen wir für diesen Fall ein Medikament, damit es griffbereit zur Verfügung steht?

Was kann ich / können wir sonst noch gegen die Schmerzen tun?

Nach dem Gespräch: Wirken die Medikamente?

Konnte das Arztgespräch Sie beruhigen? Haben Sie alles verstanden? Falls nicht, bitten Sie um einen erneuten Termin. Sie können auch bei den Pflegekräften nachfragen, wenn Ihnen zum Beispiel noch nicht klar ist, was Sie sonst noch gegen die Schmerzen tun können. Beobachten Sie anschließend, ob Ihre verschriebenen Medikamente wirken. Haben Sie weiterhin Schmerzen, teilen Sie das der Ärztin, dem Arzt mit. Möglicherweise passt ein anderes Medikament besser für Sie.

5. Vorausschauend planen

Um unnötiges Leiden am Lebensende zu vermeiden und um zu garantieren, dass nach dem Willen der Patienten gehandelt wird, sollten mögliche Notfälle oder Komplikationen im Voraus besprochen werden. Diese Gespräche sollten im besten Fall die Erkrankten und ihre Angehörigen, Arzt und Pflegekraft gemeinsam führen, damit alle auf dem gleichen Wissensstand sind und rasch im Sinne der Erkrankten handeln können.

Halten Sie das, was Sie in diesen Gesprächen miteinander absprechen und vereinbaren, schriftlich fest. Das erleichtert in Notsituationen die Entscheidungen (s. »Leitfaden«, Seite 122).

ANNE WINTER: WAS TUN BEI DARMVERSCHLUSS?

Anne Winter hat bei der Pflegedienstleitung nachgefragt, was für akute Notfälle bei ihrem Vater auftreten könnten. Bedrohlich wäre ein Darmverschluss, lautete die Antwort. Damit käme der Vater normalerweise in ein Krankenhaus. Da er aber in einer Patientenverfügung festgelegt hat, dass er keine lebensverlängernden Maßnahmen wünscht, hat die Familie mit der Pflegeleitung des Heims Folgendes besprochen: Wenn es zu einem Darmverschluss kommen sollte, wird der Vater nicht in ein Krankenhaus eingeliefert, sondern er darf im Heim bleiben und dort sterben. Sollte er Beschwerden haben, werden diese dort zur Not auch mithilfe von Beruhigungs- und Schlafmitteln gelindert.

Vor dem Gespräch: Welche Behandlungen wünschen Sie?

Als Erkrankte/-r sollten Sie sich zu folgenden Fragen Gedanken machen:

Möchte ich bei einem Infekt, einem Schlaganfall oder sonstigen Komplikationen noch einmal ins Krankenhaus?

Möchte ich mit Antibiotika behandelt werden?

Wenn ich nicht mehr essen und trinken möchte, wenn ich keinen Appetit mehr habe: Möchte ich eine künstliche Ernährung und/oder Flüssigkeitszufuhr?

Möchte ich dem Sterbeprozess seinen natürlichen Lauf lassen?

Würde ich für eine Schmerzlinderung auch eine bewusstseinsdämpfende Wirkung in Kauf nehmen wollen?

Wünsche ich noch eine künstliche Beatmung, eine Dialyse, eine Gabe von Blut oder Blutbestandteilen, wenn es mein Leben verlängert?

Im Gespräch: Bereiten Sie sich auf Notfälle vor

Bei der Besprechung von möglichen Komplikationen oder Notfällen sollten Sie folgende Fragen einem Arzt, einer Pflegekraft stellen:

Welche Komplikationen könnten eintreten?

Wie würde man die behandeln?

Wie können die Symptome ohne diese Therapie gelindert werden?

Wie sieht der natürliche Sterbeverlauf aus?

Nach dem Gespräch: Falls Sie Ihre Meinung ändern

Sollten Sie im Laufe der Ihnen verbleibenden Zeit Ihre Meinung ändern, teilen Sie dies Ihrem Arzt/Ihrer Ärztin und Ihren Angehörigen so rasch wie möglich mit.

Wenn Sie dazu bereit sind, können Sie sich noch näher mit dem Sterbeverlauf beschäftigen. Sie können die Profis fragen, was die Anzeichen des nahenden Todes sind.

Sie als Angehörige/-r hingegen können fragen, wie Sie dem/der Betroffenen das Sterben so angenehm wie möglich machen könnten.

Folgende Fragen können Sie den Profis in dieser Phase stellen:

»Wie wird der Sterbeverlauf sein?«
»Was sind Anzeichen des nahenden Todes?«
»Wie lange kann es noch dauern?«
»Was bedeutet es, dass sie/er so unruhig ist?«
»Was kann ich tun, um es ihr/ihm so angenehm wie möglich zu machen?«

KAPITEL 6

Die Verabschiedung

Die Verabschiedung bekommt am Lebensende eine besondere Bedeutung, denn es könnte die letzte Begegnung gewesen sein. Sich ganz bewusst in den Arm nehmen, die Hand halten, über die Stirn streichen, Dankbarkeit und Liebe ausdrücken, das kann eine Begegnung oder eine Beziehung zu einem guten Abschluss bringen.

Loslassen

Es gilt loszulassen, für beide Seiten: für Sterbenskranke ebenso wie für die ihm Nahestehenden. Das ist leichter gesagt, als tatsächlich getan. Der sterbende Mensch muss sich vom Leben und seinem Körper lösen, er zieht sich mehr und mehr von der Außenwelt zurück. Die Angehörigen, die Partner und Partnerinnen, die Freundinnen und Freunde müssen Sterbende gehen lassen und akzeptieren, wenn sie sich mehr und mehr nach innen wenden, sich immer weiter entfernen, nichts mehr essen und trinken möchten. Wichtig ist allerdings zu wissen: Der Hörsinn Sterbender bleibt bis zuletzt stark ausgeprägt. Es bedarf zwar nicht mehr vieler Worte in der allerletzten Lebenszeit, aber vielleicht gibt es noch einige wenige, wichtige Worte und Sätze, die es sich lohnt auszusprechen.

Wichtige Sätze[3] für die letzte Lebenszeit können sein:

»Ich hab dich sehr lieb.« / »Ich liebe dich.«
»Du bist meine wichtigste Freundin / mein wichtigster Freund.«
»Ich bin froh, dass ich dich kennengelernt habe.«
»Ich danke dir (für …).«
»Es tut mir leid, dass (…).«
»Du darfst sterben.« / »Du darfst jetzt gehen.«
»Du kannst beruhigt sein, ich schaffe das.«
»Du kannst mich gehen lassen.«

ANNE WINTER

Kurz vor seinem Tod sagt der Vater von Anne Winter mit schwacher Stimme zu ihr, dass sein Vater gekommen sei, um ihn zu holen. Er werde mit ihm mitgehen. Da bittet Anne Winter ihn: »Wirst du mich später auch holen, wenn es bei mir so weit ist?« Da lächelt der Vater und sagt: »Ja, das verspreche ich dir.«

3 Nur wenn die Aussagen ehrlich gemeint sind und zur Beziehung passen.

KAPITEL 7

Leitfaden zur gesundheitlichen Vorsorge am Lebensende

von Professor Dr. med. H. Christof Müller-Busch

Das Ende Ihres Lebens können Sie durch Vorsorge gestalten. Sie werden dadurch ein Stück Erleichterung spüren und unbesorgter leben können. Die folgenden fünf zentralen Punkte sowie die wichtigsten fünf Vollmachten und Verfügungen empfehle ich, dabei zu berücksichtigen.

Das Fünfmalfünf der Vorsorge

1. Die richtigen Gesprächspartner – was ist wichtig?

Es ist absolut schockierend und unermesslich traurig, wenn Sie vielleicht gerade erfahren haben, dass Sie selbst oder Angehörige schwer erkrankt sind und das Lebensende im Verlauf einer unheilbaren Erkrankung unaufhaltsam näher rückt. Finden Sie – wenn möglich – einen Menschen, der Sie versteht und unterstützt: einen »Kümmerer«. Dafür kommen Angehörige infrage oder Profis (Arzt/Ärztin, Psychologe oder Psychologin, Pflegende oder eine Beratungsstelle), mit dem Sie die möglichen Auswirkungen der belastenden Diagnose auf Ihr Leben und Ihr Umfeld besprechen können. Selbst wenn Sie verzweifelt und deprimiert sind, innerlich »ganz aus der Bahn geworfen« wurden: Es ist nicht alles aus. Sie können zu einem guten Leben am Lebensende selbst beitragen.

2. Ihre Bedürfnisse und Wünsche stehen im Mittelpunkt – was ist wichtig?

Versuchen Sie das, was Ihnen in der jetzigen Situation für ein Leben in begrenzter Zeit wichtig und bedeutsam ist, möglichst konkret für sich selbst zu klären und mit Ihrem Kümmerer und anderen zu besprechen. Vielleicht haben Sie früher schon einmal an eine Patientenverfügung gedacht, vielleicht sogar schon einmal eine formuliert. Jetzt wird es konkret. Was ist Ihr Wille, wenn Sie sich vorstellen, nicht mehr selbst entscheiden zu können? Was möchten Sie heute, in den nächsten Wochen, Monaten oder irgendwann an Behandlungsmaßnahmen an sich zulassen? Welche Ziele sollen durch die Behandlung erreicht werden? Mit welchen Belastungen können Sie sich Ihr Leben vorstellen? Mit welchen Einschränkungen, Beschwerden wie Schmerzen, Atemnot, Schwäche und Pflegebedürftigkeit ist das Leben für Sie lebenswert? Welche Wünsche haben Sie im Hinblick auf Kommunikation, soziale Kontakte und Lebensfreude? Welche im Hinblick auf Fragen nach dem Sinn, spiritueller Unterstützung und Trost? Welche Ängste und Sorgen beschäftigen Sie und Ihre Angehörigen? Was soll bei Komplikationen oder unerwarteten Ereignissen – z. B. einem Unfall, einem Schlaganfall, einer Covid-19-Erkrankung – im Krankheitsverlauf geschehen? Möchten Sie, dass alles für Sie getan wird, was medizinisch heute möglich ist? Besprechen Sie alle zentralen Fragen zu Ihren Ängsten und zu Ihrem Willen mit Ihrem »Kümmerer«. Daraus leiten sich häufig bereits die Antworten auf diese vielen Fragen und somit auch das weitere Vorgehen bei Ihrer Behandlung ab.

3. Prioritätenliste zur Vorsorge – welche Dokumente zur gesundheitlichen Vorsorge sind für Sie wichtig?

Versuchen Sie, eine Prioritätenliste der wichtigsten Aufgaben zu erstellen, für den Fall, dass Sie Ihre Angelegenheiten nicht mehr selbst wahrnehmen können. Besprechen Sie diese Liste mit Ihrem Kümmerer und – falls gewünscht – einer Vertrauensperson, um die für Sie wichtigen Aufgaben anhand der von Ihnen erstellten Vorsorgedokumente zu regeln. Dazu gehören:

- Notfallplan
- Vorsorgliche Willenserklärung zu gesundheitlichen Angelegenheiten
- Vollmachten zu verschiedenen Bereichen
- Testament

4. Gespräche zu vorsorglichen Willenserklärungen im Hinblick auf gesundheitliche Entscheidungen – worauf sollten Sie achten?

Ihre Entscheidungen zur Behandlung in Krisen- und Notfallsituation und zu gesundheitlichen Vorsorgedokumenten sollten sich besonders auch auf Gespräche mit Fachpersonal und dort besonders mit Ihren behandelnden Ärztinnen und Ärzten stützen, die Sie fachlich informieren und beraten können. Das gilt namentlich für Ihren Notfallplan in Krisensituationen. Das ist häufig eine Mappe, in der Sie wichtige Unterlagen sammeln. Sie enthält wichtige Namen, Adressen und Telefonnummern (von Angehörigen, Freunden oder Betreuern, Haus-, Facharztpraxen und anderen Behandlern sowie Heim- oder Palliativeinrichtungen), Kopien oder Originale von Therapieberichten und Befunden, Medikamentenplan, Allergien- und Unverträglichkeitslisten, aber auch Willensbekundungen, Vollmachten und Verfügungen sowie Gesprächsnotizen.

Notieren Sie, was für Sie selbst wichtig ist. Wo bewahren Sie diese Mappe auf? Wissen Ihre nächsten Angehörigen bzw. Vertrauten, wo sie liegt und wie sie damit umgehen sollen? Ist sie vollständig oder fehlt etwas Wesentliches? Fragen Sie nach!

Wenn Sie sich juristisch absichern wollen, lassen Sie sich von einer Beratungsstelle oder einem Rechtsanwalt unterstützen. Eine juristische Beratung oder Beurkundung ist für Patientenverfügungen, Vorsorgevollmachten, Betreuungsverfügungen und die gesundheitliche Vorausplanung jedoch nicht gesetzlich vorgeschrieben. Allerdings gibt es Formvorschriften, die Sie im Internet finden können. Besonders zu empfehlen ist die Broschüre des Bundesministeriums für Justiz »Betreuungsrecht« (s. Anhang, Seite 137).

Sorgen Sie dafür und sprechen Sie darüber, dass Ihre Vertrauenspersonen und auch Ihre Ärzte/Ärztinnen wissen, wer als Vertreter bei Entscheidungen an Ihrem Lebensende angesprochen werden soll und wo Sie Ihren Notfallplan und Ihre vorsorglichen Willensbekundungen aufbewahren. Wenn Sie nicht mehr selbst entscheiden können, sind Ihre Willensbekundungen die wichtigste Grundlage für Gespräche zu den komplexen medizinischen, sozialen und ethischen Problemen in einer Notsituation, bei lang andauernder Bewusstlosigkeit und bei schwerster Hilfe- und Pflegebedürftigkeit. Nur wenn Ihre Bevollmächtigten wissen, was Sie sich wünschen, können in Gesprächen mit Ärzten und Ärztinnen angemessene Behandlungen in Ihrem Sinne gefunden werden. Bleiben Sie daher mit ihnen im Gespräch. Es geht bei Gesprächen am Lebensende und zur gesundheitlichen Versorgung immer darum, nicht nur Ihre letzte Lebensphase lebenswert zu machen, sondern einvernehmlich in Ihrem Sinne zu medizinischen Entscheidungen zu gelangen, damit alle Beteiligten das Sterben unter menschenwürdigen Bedingungen annehmen können und Ihre Wünsche berücksichtigt werden.

Für die gesundheitliche Vorsorge am Lebensende in Deutschland, Österreich und der Schweiz sind die genannten Verfügungen, Vollmachten und Willenserklärungen inhaltlich und rechtlich bedeutsam. Im Folgenden gebe ich Ihnen einige Grundinformationen aus medizinischer Sicht, die Ihnen weitere Gespräche darüber erleichtern sollen.

- Patientenverfügung
- Vorsorgevollmacht
- Betreuungsverfügung
- Gesundheitliche Vorausplanung (Advance Care Planning, kurz ACP)
- Bestattungsverfügung

Weiterführende Informationen finden Sie in den angegebenen Quellen und Beratungsangeboten unter »Webseiten und Anlaufstellen«.

4.1 Das Wichtigste zur Patientenverfügung:

Wie und mit welchem Behandlungsziel möchte ich behandelt werden, wenn ich selbst nicht mehr einwilligungsfähig bin?

In der Patientenverfügung beschreiben Sie mögliche Erkrankungssituationen und Szenarien des Krankseins. Sie legen fest, ob Sie in bestimmte, dazu angebotene Untersuchungen oder medizinische Maßnahmen einwilligen oder nicht. Für Behandelnde ist eine solche Verfügung unmittelbar verbindlich und rechtlich verpflichtend, wenn sie konkret genug formuliert ist. Denn je konkreter Ihre Anweisungen zu bestimmten Maßnahmen sind, je genauer die Situation beschrieben ist, desto verbindlicher ist Ihre Patientenverfügung.

Wichtige Themenbereiche könnten hier sein:

- Möchten Sie künstlich ernährt, beatmet oder wiederbelebt werden?
- Wünschen Sie eine Schmerzbehandlung, eine Antibiotikagabe?
- Möchten Sie Organe spenden?

- Wer soll über was benachrichtigt werden? Welcher Kontakt ist erwünscht und welchen schließen Sie für sich ab welchem Zeitpunkt aus?

Notieren Sie konkret, was Sie in Ihre Wünsche einschließen möchten und was Sie gezielt ausschließen. Über welche Zeiträume denken Sie und wer begleitet Sie dann wie?

Machen Sie Ihre Wünsche nachvollziehbar, indem Sie schriftlich ein paar Angaben zu Ihrer persönlichen Lebenssituation und zu Ihren allgemeinen Wertvorstellungen beifügen. Eine vorherige Beratung mit einem in medizinischen Fragen kompetenten Experten ist empfehlenswert. Auch wenn Ihre Patientenverfügung nur im Falle Ihrer Nichteinwilligungsfähigkeit zum Einsatz kommt, kann sie beim Dialog im Krankheitsverlauf bzw. in Gesprächen am Lebensende hilfreich sein, um das Ziel Ihrer Therapie zu bestimmen.

4.2 Das Wichtigste zur Vorsorgevollmacht: Welche Person soll für mich in medizinischen Angelegenheiten entscheiden, wenn ich nicht mehr einwilligungsfähig bin?

Mit einer Vorsorgevollmacht in Gesundheitsangelegenheiten bevollmächtigen Sie eine Person Ihres Vertrauens für den Fall Ihrer Nichteinwilligungsfähigkeit. Sie handelt stellvertretend in Ihrem Namen bei Gesundheitsangelegenheiten, sodass Ihr Wille bzw. Ihr mutmaßlicher Wille berücksichtigt wird. Eine Vorsorgevollmacht wird im Gegensatz zu sonstigen Vollmachten erst wirksam, wenn Sie selbst nicht einwilligungsfähig sind, während andere Vollmachten beispielsweise bei Verhinderung oder Abwesenheit gelten. Sie sollten darauf achten, dass Ihr Vorsorgebevollmächtigter tatsächlich einverstanden ist, diese u. U. schwierige Aufgabe zu übernehmen. Zudem sollten Sie die Ihnen wichtigen Aspekte zu Ihren Behandlungswünschen bzw. Ihre Patientenverfügung mit ihm besprechen.

Es ist sinnvoll, eine Patientenverfügung mit der Vorsorgevollmacht zu verknüpfen, denn diese unterstützt die Aufgaben des Vorsorgebevollmächtigten. Wenn Angehörige oder Ihnen besonders nahestehende Personen an Ihrer Stelle die Verantwortung, »über Leben und Tod zu entscheiden«, nicht übernehmen möchten, besprechen Sie Ihre Wünsche und Vorstellungen mit Ihrem Kümmerer bzw. einer Person, der Sie uneingeschränkt vertrauen und die in Ihrem Sinne entscheidet.

Wichtige Fragen für ein Gespräch mit Vertrauten könnten sein:

- Welche Werte und Wünsche habe ich?
- Wie habe ich mein Leben gelebt?
- Was war mir im Leben besonders wichtig?
- Woran glaube ich?
- Was lehne ich grundsätzlich, menschlich ab?
- Was hat meine unumstößliche Sympathie?
- Was ist mein letzter Wunsch und Wille?

Wichtig ist auch, dass die Vorsorgevollmacht nicht automatisch Bestandteil einer Generalvollmacht ist, sondern die bevollmächtigte Person für Gesundheitsangelegenheiten gesondert ausgewiesen werden muss.

In der Schweiz heißt die Vorsorgevollmacht »Vorsorgeauftrag zur Personensorge«, wozu auch die Gesundheitssorge zählt. Es gibt entsprechende Vorsorgeauftragsformulare, die bereits mit der Patientenverfügung kombiniert sind.

In Österreich ist es die »Vertretungsbefugnis in medizinischen Angelegenheiten im Rahmen einer Vorsorgevollmacht«, früher »Sachwalterschaft«.

4.3 Das Wichtigste zur Betreuungsverfügung:

In einer Betreuungsverfügung benennen Sie eine Person, die vom Gericht eingesetzt werden soll, wenn Sie selbst nicht mehr über gesundheitliche Fragen entscheiden können.

Die Betreuungsverfügung ist eine Alternative zur Vorsorgevollmacht, mit der Sie selbst die (juristische) Person bestimmen, die vom Betreuungsgericht im Betreuungsfall und bei Nichteinwilligungsfähigkeit eingesetzt werden soll, um Ihrem Willen bzw. Ihrem mutmaßlichen Willen Ausdruck zu verleihen. Mit »Betreuung« ist in diesem Fall die

Wahrnehmung Ihrer Rechte durch eine andere (juristische) Person in den verschiedenen Bereichen gemeint, für die rechtliche Betreuung erforderlich ist. Die Betreuungsverfügung wird erst dann wirksam, wenn auf Antrag vom Gericht festgestellt wurde, dass Sie aufgrund Ihrer gesundheitlichen Situation nicht mehr für sich selbst entscheiden können. In der Schweiz ist die Betreuung unter dem Rechtstitel »Beistand« geregelt.

Achten Sie auch hier darauf, dass Ihr Kümmerer bzw. eine Person, zu der Sie uneingeschränktes Vertrauen haben, ausreichend viel von Ihnen und über Sie weiß, um für Sie und in Ihrem Sinn entscheiden zu können.

Wichtige Fragen/Themenbereiche könnten hier sein:

- Welche grundlegenden Bedürfnisse habe ich?
- Wie ist mein Leben verlaufen?
- Was waren mir bisher die wichtigsten Momente in meinem Leben?
- Welche Wünsche erfülle ich mir noch?
- Welche Personen stehen mir besonders nah?

Auch die Betreuungsverfügung sollten Sie mit Ihrer Patientenverfügung kombinieren. Sie sollten bei beiden Vorsorgeinstrumenten darauf achten, dass immer bekannt ist, wo diese im Bedarfsfall zu finden sind bzw. dass eine Registrierung beim Zentralen Vorsorgeregister der Bundesnotarkammer (s. »Anhang«, Seite 137) erfolgte.

4.4 Das Wichtigste zur gesundheitliche Versorgungsplanung oder Behandlung im Voraus planen:

Im regelmäßigen Dialog wird in einem Plan festgelegt und dokumentiert, welche Behandlungsmaßnahmen Sie im Notfall oder in Krisensituationen wünschen bzw. ablehnen.

Die gesundheitliche Vorausplanung (Advance Care Planning – ACP) ist eine wichtige Ergänzung zur Patientenverfügung oder sogar ein Ersatz. Ein ACP-Gespräch findet in der Regel zwischen Betroffenen – auch Angehörigen – und Profis (speziell geschulten ärztlichen und nicht ärztlichen Gesprächsbegleitern und -begleiterinnen) in fortlaufenden Gesprächseinheiten statt. Mit dem ACP können Ihre im Gespräch geäußerten Wünsche zur Behandlung in Ihrer persönlichen Situation besser ermittelt werden als durch vorab formulierte Verfügungen und festgelegte Therapieziele. Die systematische und konsequente Dokumentation solcher Gespräche berücksichtigt Ihre individuellen Bedürfnisse und Wünsche am Lebensende. Sie trägt zum gegenseitigen Verständnis aller Beteiligten bei, denn so können sich alle im einvernehmlichen Gespräch für eine Ihnen angemessene Behandlung am Lebensende entscheiden.

ACP ist in Deutschland unter verschiedenen Begriffen wiederzufinden. Der Gesetzgeber spricht im Hospiz- und Palliativgesetz von »Gesundheitlicher Versorgungsplanung für die letzte Lebensphase«. Immer üblicher wird auch die Bezeichnung »Behandlung im Voraus planen (BVP)« oder »vorausschauende Behandlungsplanung«.

In Österreich spricht man vom »Vorsorgedialog« und in der Schweiz von »gesundheitlicher Vorausplanung«. Auch von »Vorausschauender Versorgungsplanung« oder »gesundheitlicher Betreuungsplanung« kann gesprochen werden.

Gemeinsam ist allen, dass es sich hierbei um die Gespräche handelt, mit denen Nutzen, Risiken und Grenzen von Behandlungsoptionen unter verschiedenen Gesichtspunkten mit Ihnen diskutiert werden. Sie bekommen eine qualifizierte und fachlich kompetente Beratung, sodass Ihre Vorlieben systematisch ermittelt und dokumentiert werden. In Notfallsituationen bzw. im Falle der Nichteinwilligungsfähigkeit werden Sie dann entsprechend Ihren Bedürfnissen und Ihren vorausschauend zum Ausdruck gebrachten Wünschen behandelt.

Um Ihre Wünsche genau zu erfassen, könnten folgende Themenbereiche im ersten gemeinsamen Gespräch für Sie wichtig sein:

- Ihre allgemeine Einstellung zum Leben und zur persönlichen Lebensqualität. Diese liegt den Zielen zugrunde, die mit einer medizinischen Behandlung und lebensverlängernden Maßnahmen verfolgt werden sollen. Dazu gehört besonders auch die Besprechung der Frage, welche Belastungen und Risiken potenzieller medizinischer Maßnahmen Sie bereit sind auf sich zu nehmen.

- Welche Behandlungen sollen im Fall einer akuten medizinischen Krise oder in Notsituationen mit plötzlichem – und eventuell nur vorübergehendem - Verlust der Einwilligungsfähigkeit erfolgen? Beispielsweise bei einem Herzinfarkt, bei Komplikationen z. B. einer Krebstherapie, einer Blutung, einer Stoffwechselentgleisung mit Bewusstseinsstörung, bei einer Lungenentzündung oder anderen Krisen. Hierzu gibt es einen Notfall- oder Krisenbogen, auf dem Sie angeben, bis zu welcher Grenze Sie lebensverlängernde Behandlungsmaßnahmen wünschen bzw. erlauben.
- Welches Vorgehen wünschen Sie sich bei akuter schwerer Erkrankung mit voraussichtlich länger anhaltender Nichteinwilligungsfähigkeit und ungewissem Ausgang, beispielsweise einer intensiv- und beatmungspflichtigen Lungenentzündung, einem schweren Schlaganfall oder einem Unfall mit längerer Bewusstlosigkeit?
- Wie soll beim Auftreten und im Verlauf von sich fortschreitend verschlechternden chronischen Erkrankungen mit dauerhafter Nichteinwilligungsfähigkeit vorgegangen werden, etwa bei fortschreitender Demenz mit unterschiedlichen Ursachen oder bei einer schweren Hirnblutung?
- Benennen Sie im Gespräch eine geeignete Vertrauensperson oder mehrere zur Stellvertretung oder Betreuung Bevollmächtigte, die bei Verlust Ihrer Einwilligungsfähigkeit Ansprechpartner sind und die in Ihrem Sinne entscheiden. Achten Sie darauf, dass diese im Rahmen der gesundheitlichen Versorgungsplanung angemessen mit einbezogen und alle Probleme und möglicherweise drohenden Konflikte im Vorfeld mit allen Beteiligten besprochen werden.

Ändern sich wesentliche Dinge in Ihrem Leben, nehmen Sie das Gespräch wieder auf und aktualisieren bzw. konkretisieren Sie darin Ihre Festlegungen, die dann erneut für Sie dokumentiert werden.

4.5 Das Wichtigste zur Bestattungsverfügung:

Mit einer Bestattungsverfügung legen Sie rechtlich wirksam fest, was nach Ihrem Tod mit Ihnen und Ihrem Nachlass erfolgen soll.

Mit einer Bestattungsverfügung können Sie festlegen, wie nach Ihrem Tod mit Ihrer Leiche umgegangen werden soll. Sie sorgen dafür, dass auch nach Ihrem Tod Ihrem Willen entsprochen wird. Damit können Sie Ihre Angehörigen entlasten, die Ihre Bestattung organisieren müssen. Häufig sind die Menschen sehr verunsichert und haben Hemmungen, über dieses Thema miteinander zu sprechen. Eine Bestattungsverfügung ist aber auch ein guter Weg, die Trauer des Abschieds abzumildern. Eine Grabstätte und die Trauerfeier dienen der Trauerbewältigung. Es gibt für die Bestattungsverfügung keine Formvorschriften, aber eine Reihe von Formularen, die Sie im Internet finden. Wichtiger ist aber, dass Sie Ihre Vorstelllungen – wenn es möglich ist – mit den aus Ihrer Sicht wichtigen Menschen besprechen und auch für die Umsetzung Ihrer Wünsche nach Ihrem Tod eine oder mehrere Vertrauenspersonen benennen.

Wichtige Fragen könnten sein:

- Wie wünschen Sie sich Art und der Ort der Bestattung?
- Wie wünschen Sie sich die Bestattungsfeier?
- Wo sind Ihre Nachlassdokumente zu finden?
- Wie soll mit Ihren Nachlassdokumenten umgegangen werden?
- Welche Regelung treffen Sie für Ihren digitalen Nachlass und die Spuren, die Sie vielleicht im Internet hinterlassen haben?

Das Beantworten dieser und weiterer Fragen schafft Klarheit in Ihrem Sinne. Sie ordnen Ihr Leben und geben Ihnen Sicherheit. Und Sie vermeiden damit Streit und sogar weiterführende Missverständnisse bei den Weiterlebenden.

5. Was Sie noch wissen und woran Sie noch denken sollten

Nicht zuletzt denken Sie bitte immer daran: Schriftliche Dokumente wie Patientenverfügungen, Vorsorgevollmachten, aber auch die Gesprächsdokumentationen zur gesundheitlichen Versorgungsplanung sind wichtige und hilfreiche Mittel für ein Gespräch. Ärztinnen und Ärzte sind verpflichtet, Ihren Willen zu beachten und sich an ihm zu orientieren. Solange Sie entscheidungsfähig sind, haben Sie aber auch jederzeit die Möglichkeit, Ihre Vorstellungen zu Behandlungsmaßnahmen zu verändern, anzupassen und auch zu widerrufen. Je früher und konkreter Sie über die Fragen zum Lebensende nachdenken, aber auch wenn Sie regelmäßig darüber sprechen, umso besser können Sie das einschätzen, was Ihnen in Ihrer jeweiligen Lage wichtig ist. Gleichzeitig werden Ihre Vorstellungen bei Entscheidungen am und zum Ende des Lebens umso besser umgesetzt, wenn Sie nicht mehr selbst darüber befinden können. Je intensiver Sie über die existenziellen Fragen reden, die mit einer lebensbedrohlichen Erkrankung verbundenen sind, umso leichter gelingt auch die Gestaltung Ihrer letzten Lebensphase und der trotz allem schmerzliche Abschied.

Sterbebegleitung ist ein besonderes Bündnis, in dem sich Menschen wie sonst nie vertrauensvoll mit dem Blick auf Ungewisses zusammenfinden. Im Gespräch mit Ärztinnen und Ärzten, Pflegenden, Fachleuten für Therapie, Psychologie und Seelsorge und nicht zuletzt mit Ihren nächsten Angehörigen sollte immer darauf geachtet werden, dass Ihre Bedürfnisse und Werte im Mittelpunkt stehen. Dabei sind die Bereitschaft und Fähigkeit zum Dialog, Zeit und Geduld, menschliche Nähe und Wahrhaftigkeit, Vertrauen, Mitgefühl und Intimität im Umgang mit den letzten Fragen die wichtigsten Voraussetzungen einer guten und bereichernden Sterbebegleitung.

EIN BEISPIEL: MEINE PATIENTENVERFÜGUNG MIT VORSORGEVOLLMACHT

Sollte ich wegen schwerer Erkrankung mit irreversibler Bewusstlosigkeit und bei schwerer Dauerschädigung des Gehirns oder wegen andauernden Ausfalls lebenswichtiger Funktionen meines Körpers außerstande sein, mein Selbstbestimmungsrecht in Gesundheitsangelegenheiten wirksam auszuüben und sollte ein kommunikationsbestimmtes und selbstständiges Leben in absehbarer Zeit nicht mehr erwartet werden können, so bitte ich die behandelnden Ärzte und Ärztinnen sowie die Pflegenden, keine weiteren lebensverlängernden Maßnahmen durchzuführen und alle eingeleiteten diagnostischen und therapeutischen Maßnahmen inkl. künstlicher Beatmung, Antibiotika- und Infusionstherapie und nicht-oraler Ernährung einzustellen. Maßnahmen der Grundversorgung, die mir eine friedliche, schmerz- und leidensfreie autonome Vollendung meines Lebens ermöglichen, sollten gewährleistet werden. Eine Entscheidung über den von mir gewünschten Therapieverzicht bitte ich spätestens drei Monate nach Beginn der Bewusstlosigkeit oder des Funktionsausfalls zu treffen, im »eindeutigen« Fall so früh wie möglich. Meine Angehörigen sollen bei der Beurteilung der aktuellen Situation und den daraus abgeleiteten Entscheidungen einbezogen werden. Medizinische Indikation sollte sich nicht allgemein an Teilzielen und Lebenszeit orientieren, sondern an meinen hier festgelegten Wertvorstellungen und der aktuellen Bedeutung meines »Zustands« für die Lebenssituation meiner Angehörigen. Grundlage der Entscheidung zur Therapiebegrenzung sollten nicht evtl. vorhandene Behandlungsoptionen im Hinblick auf den Erhalt des Status quo oder eine vielleicht erzielbare geringe Besserung des aktuellen Zustands sein, sondern die Würdigung der – auch nach Kenntnis vieler Krankheitsverläufe unterschiedlichster Art – individuell gefestigten Überzeugung, dann bereit zu sein zu sterben und auch sterben zu wollen, wenn eine selbstständige Lebensperspektive nicht mehr erwartet werden kann. Eine künstliche Ernährung über Sonde im Fall einer schweren Demenz oder anderer schwerer Erkrankungen lehne ich – auch vorübergehend – ab.

Ich übernehme die Verantwortung für die von mir gewünschten Maßnahmen, wobei ich mir darüber im Klaren bin, dass Unterlassungen nicht in der Absicht der Lebensbeendigung erfolgen, sondern weil sie meinen Wertvorstellungen und meinem in dieser Verfügung bekundeten Willen entsprechen.

Ich weiß, dass ich durch eine Behandlungsbegrenzung oder den Abbruch künstlich lebensverlängernder Maßnahmen mein autonomes Sterben zu verwirklichen suche und den Tod will. Diese Zeilen werden geschrieben im vollen Bewusstsein ihrer Tragfähigkeit für meine Angehörigen und die behandelnden Ärzte und Ärztinnen, aber auch aus meiner Erkenntnis, dass für mich ein Zustand der längerfristigen Abhängigkeit von künstlichen lebensverlängernden Maßnahmen meinem Selbstverständnis einer autonomen und sozial verantwortbaren Lebensgestaltung widerspricht. Sollte bei mir eine klinische Situation eintreten, in der bei mir nach Feststellung des Hirntods eine Organspende in Betracht gezogen wird, so gestatte ich ausnahmsweise die kurzfristige (bis maximal zwei Tage umfassende) Durchführung intensivmedizinischer Maßnahmen zur Bestimmung des Hirntods nach den Richtlinien der Bundesärztekammer und zur anschließenden Entnahme der Organe.
Ich bevollmächtige meine Frau R... und meine Töchter A... und M..., im Falle meiner Entscheidungsunfähigkeit sich als Vorsorgebevollmächtigte für Entscheidungen »in meinem besten Interesse« einzusetzen.

Berlin, 10. Januar 2020

PS: Nachtrag zur Triage in Krisensituationen

Obwohl ich inzwischen mit fast 77 Jahren auch mein Leben mehr im Rückblick als im Ausblick nach vorn sehe, lebe ich gern, mit Freude und mit Zuversicht. Ich wünsche mir, dass dies noch lange so bleibt. Jeder Tag ist eine Zugabe. Die aktuelle Situation und die Corona-Krise haben mich zu vielen Fragen nachdenklicher gemacht. Auch zu der meines persönlichen Sterbens. Nach reiflicher Überlegung möchte ich deswegen auch in dieser Patientenverfügung meine Vorstellungen zur Covid-19-Pandemie zum Ausdruck bringen: Wenn ich in einer Krisensituation, wie der, die wir derzeit erleben oder ähnlich, lebensbedrohlich erkranke, z. B. mit einer Pneumonie, und die Möglichkeiten des Gesundheitssystem an Grenzen geraten, um alle Betroffenen angemessen zu versorgen, bin ich bereit und einverstanden, wenn auf die Einleitung bzw. weitere Durchführung potenziell lebensrettender Behandlungen (Beatmung, Kreislaufunterstützung etc.) zugunsten palliativer Maßnahmen verzichtet wird, wenn dadurch die Erfolgsaussichten anderer Patienten zu überleben verbessert werden, die die durch meinen Verzicht verfügbaren Ressourcen dringend benötigen. Das Gleiche gilt auch für andere Katastrophen und Notfälle mit begrenzten Ressourcen in der Gesundheitsversorgung – auch wenn ich hoffe, dass solche Situationen nie eintreten.

H. Christof Müller-Busch, im April 2020

Anhang

Weiterführende Literatur und Quellen

Letzter Aufruf aller Links am 24. Juni 2020.

Bücher und Fachzeitschriften

Gian Domenico Borasio: »Über das Sterben. Was wir wissen. Was wir tun können. Wie wir uns darauf einstellen«, dtv, 7. aktualisierte und ergänzte Auflage 2019, ISBN: 978-3-423-34807-2.

Dorothee Döring: »Sterbende liebevoll begleiten. Zu Hause, in der Klinik, im Altenheim oder Hospiz«, Butzon & Bercker, 2018, ISBN: 978-3-7666-2483-3.

Helmut Dörmann, »Trauer und Dialog«, in: Leidfaden (Fachmagazin für Krisen, Leid, Trauer), Vandenhoeck & Ruprecht, 2019, Jg. 8, Heft 2: »Herausforderung Kommunikation. Brücken und Wege«.

Ernst Engelke: »Gegen die Einsamkeit Sterbenskranker. Wie Kommunikation gelingen kann«, Lambertus, 2012, ISBN: 978-3-7841-2111-6.

Linus Geisler: »Arzt und Patient – Begegnung im Gespräch. Wirklichkeit und Wege«, pmi Verlag, 5. erweiterte Auflage 2008, ISBN: 3-89786-076-7.

Matthias Gockel: »Sterben. Warum wir einen anderen Umgang mit dem Tod brauchen. Ein Palliativmediziner erzählt«, Berlin Verlag, 2019, ISBN: 978-3-8270-1354-5.

Sven Gottschling / Katja Welsch: »Übers Sterben reden. Wie Kommunikation in schwierigen Situationen gelingt«, S. Fischer Verlag, 2019, ISBN: 978-3-596-70536-8.

Johannes F. / Martina / Tobias Hartkemeyer: »Dialogische Intelligenz. Aus dem Käfig des Gedachten in den Kosmos des gemeinsamen Denkens«, Info3-Verlagsgesellschaft Brüll & Heisterkamp, 2015, ISBN: 978-3-95779-033-0.

Anja Hermann: »Frauen mit der Diagnose Mammakarzinom zwischen Trauer und Hoffnung. Psychoonkologische Überlegungen entlang Erkrankungsphasen«, in: Leidfaden (Fachmagazin für Krisen, Leid, Trauer), Vandenhoeck & Ruprecht, 2015, Jg. 4, Heft 2: »Jetzt! Leben mit Krebs.«.

Wolfgang Herrndorf: »Arbeit und Struktur«, Rowohlt Verlag, 5. Auflage 2013, ISBN: 978-3-87134-781-8. Auch als Blog: https://www.wolfgang-herrndorf.de.

Heinz-Jürgen Herzlieb: »Konflikte lösen. Konfliktpotenziale erkennen – in Konfliktsituationen souverän agieren«, Cornelsen Scriptor, Pocket Business, 2012, ISBN: 978-3-411-87003-5.

Verena Kast: »Trauern: Phasen und Chancen des psychischen Prozesses«, Kreuz Verlag, 4. Auflage 2015, ISBN: 978-3-451-61236-7.

Kirsten Khaschei: »Arztgespräche richtig führen. So mache ich mich verständlich«, Dudenverlag, 2019, ISBN: 978-3-411-75643-8.

Susanne Kränzle / Ulrike Schmid / Christa Seeger (Hrsg.): »Palliative Care. Praxis, Weiterbildung, Studium«, Springer Verlag, 6. aktualisierte und erweiterte Auflage 2018, ISBN: 978-3-662-56150-8.

Elisabeth Kübler-Ross: »Interviews mit Sterbenden«, Herder Verlag, 2014, ISBN: 978-3-451-61314-2.

Sandra Mantz: »Pflegegespräche richtig führen. So mache ich mich verständlich«, Dudenverlag, 2019, ISBN: 978-3-411-75644-5.

Monika Müller: »Dem Sterben Leben geben. Die Begleitung sterbender und trauernder Menschen als spiritueller Weg«, Gütersloher Verlagshaus, überarbeitete und ergänzte Neuausgabe 2018, ISBN: 978-3-579-07311-8.

H. Christof Müller-Busch: »Abschied braucht Zeit. Palliativmedizin und Ethik des Sterbens«, Suhrkamp, 5. Auflage 2016, ISBN: 978-3-518-46368-0.

Christiane Pröllochs: »Sterbebegleitung bei Menschen mit Demenz«, Tectum-Verlag, 2019, ISBN: 978-3-8288-4343-1.

Christoph Schlingensief: »So schön wie hier kanns im Himmel gar nicht sein! Tagebuch einer Krebserkrankung«, Kiepenheuer & Witsch, 9. Auflage 2010, ISBN: 978-3-462-04111-8.

Thomas Sitte: »Vorsorge und Begleitung für das Lebensende«, Springer-Verlag, 2015, ISBN: 978-3-662-44346-0.

Stiftung Warentest (Hg.): »Das Vorsorge-Set. Patientenverfügung, Testament, Betreuungsverfügung, Vorsorgevollmacht«, 2019, ISBN: 978-3-7471-0034-9.

Stiftung Warentest (Hg.): »Das Nachlass-Set. Testament, Vermögensübersicht, Digitaler Nachlass, Bestattungsverfügung«, 2019, ISBN: 978-3-7471-0041-7.

Verbraucherzentrale NRW (Hg.): »Patientenverfügung. Vorsorgevollmacht und Betreuungsverfügung«, 20. Auflage, 2020, ISBN: 978-3-86336-110-5.

Verbraucherzentrale NRW (Hg.): »Das Vorsorge-Handbuch. Patientenverfügung, Vorsorgevollmacht, Digitaler Nachlass, Betreuungsverfügung, Testament«, 5. Auflage 2020, ISBN: 978-3-86336-130-3.

C. Juliane Vieregge: »Lass uns über den Tod reden«, Ch. Links Verlag, 2019, ISBN: 978-3-96289-044-5.

Ute Wegner: »Pflegen zu Hause. Der leichte Einstieg«, Springer Medizin Verlag, 2018, Pflegen zu Hause. Als Onlinekurs mit Lernbox: https://www.pflegenzuhause.de.

Zeitschriften und Broschüren

»Angehörige. Wie wir mit unseren Gefühlen und Schwächen umgehen können, wenn wir nahestehende krebskranke Menschen begleiten und unterstützen.« Herausgegeben von der Bayerischen Krebsgesellschaft e. V. Zu bestellen unter: www.bayerische-krebsgesellschaft.de.

Deutsche Krebshilfe (Hrsg.):
»Patienten und Ärzte als Partner.«
»Palliativmedizin.«
»Hilfen für Angehörige.«
Aus der Reihe »Die blauen Ratgeber. Antworten Hilfen. Perspektiven.«
Broschüren zu bestellen unter: www.krebshilfe.de.

»Die letzten Wochen und Tage. Eine Hilfe zur Begleitung in der Zeit des Sterbens.« Herausgegeben von Diakonie Deutschland und Krebsverband Baden-Württemberg e. V. Broschüre zu bestellen unter: www.krebsverband-bw.de.

»Informiert und selbstbestimmt: Ratgeber für Patientenrechte.« Herausgegeben von der Beauftragten der Bundesregierung für die Belange der Patientinnen und Patienten. Broschüre zu bestellen unter: https://www.bundesregierung.de/breg-de/service/publikationen/ratgeber-fuer-patientenrechte-726462.

»Patientenleitlinie Palliativmedizin für Patientinnen und Patienten mit einer nicht heilbaren Krebserkrankung.« und
»Psychoonkologie. Psychosoziale Unterstützung für Krebspatienten und Angehörige. Patientenleitlinie.«.

Herausgegeben vom Leitlinienprogramm Onkologie der Arbeitsgemeinschaft der Wissenschaftlichen Medizinischen Fachgesellschaften e. V., der Deutschen Krebsgesellschaft e. V. und der Stiftung Deutsche Krebshilfe. www.leitlinienprogramm-onkologie.de.

Jutta Redmann: »Gute Beziehungen werden besser, schlechte schlechter. Wie sich Krebs auf die Partnerschaft auswirkt«, in: Humanes Leben – Humanes Sterben 3/2008. https://studylibde.com/doc/1555263/gute-beziehungen-werden-besser--schlechte-schlechter.

Webseiten und Anlaufstellen

Deutschland:

Informationen zum **Advance Care Planning (ACP)** oder gesundheitliche Vorausplanung bzw. Versorgungsplanung: https://www.dhpv.de/tl_files/public/Service/Broschueren/Handreichung_ACP.pdf.

Caritas **Ratgeber zum Lebensende:** https://www.caritas.de/hilfeundberatung/ratgeber/alter/sterben-und-tod/sterben-und-tod.

Charta zur Betreuung schwerstkranker und sterbender Menschen der Bundesärztekammer, des Deutschen Hospiz- und PalliativVerband e. V. und der Deutschen Gesellschaft für Palliativmedizin e. V. https://www.charta-zur-betreuung-sterbender.de/.

Die Deutsche Gesellschaft für Palliativmedizin hilft bei der Suche nach **Palliativ- und Hospizversorgung:** www.wegweiser-hospiz-palliativmedizin.de.

Der Deutsche Hospiz- und PalliativVerband e. V. liefert **Hospizadressen:** www.dhpv.de.

Die Deutsche Krebsgesellschaft e. V. informiert auf **dem Onko-Internetportal** Patient/-innen und Ansprechpartner/-innen für Krebsbetroffene: www.krebsgesellschaft.de.

Die **Deutsche Krebshilfe** e. V. berät Krebspatienten/-innen: www.krebshilfe.de.

Die **Deutsche Stiftung Patientenschutz** für Schwerstkranke, Pflegebedürftige und Sterbende liefert Informationsmaterial und persönliche Beratung zu Patientenverfügung, Vollmacht, Pflegeorganisation, Hilfsmitteln usw. und prüft Patientenverfügungen und Verträge: www.stiftung-patientenschutz.de.

Der **Krebsinformationsdienst** des Deutsches Krebsforschungszentrum beantwortet Fragen rund um Krebs: www.krebsinformationsdienst.de.

Hospizarbeit, Palliativmedizin und Trauerbegleitung der Malteser: https://www.malteser.de/hospizarbeit-palliativmedizin-trauerbegleitung.html.

Mediatoren/-innen finden: https://www.mediator-finden.de/.

Patientenverfügung:

Die Bundesärztekammer liefert Links zu den **Muster-Formularen** der Ärztekammern der Länder: https://www.bundesaerztekammer.de/patienten/patientenverfuegung/muster-formulare/.

Das Bundesministerium für Gesundheit bietet Infos und Textbausteine für eine **individuelle Patientenverfügung:** https://www.bundesgesundheitsministerium.de/patientenverfuegung.html.

Das Bundesministerium für Justiz und Verbraucherschutz informiert über **Vorsorgevollmacht, Betreuungs- und Patientenverfügung:** https://www.bmjv.de/DE/Themen/VorsorgeUndPatientenrechte/Betreuungsrecht/Betreuungsrecht_node.html.

Hier können Sie die aktuelle Broschüre zur **Patientenverfügung** herunterladen: https://www.bmjv.de/SharedDocs/Publikationen/DE/Patientenverfuegung.html.

und hier das Formular für die **Vorsorgevollmacht:** https://www.bmjv.de/SharedDocs/Downloads/DE/Service/Formulare/Vorsorgevollmacht.html.

Die Bundesregierung informiert über die **Einhaltung der Patientenverfügung:** https://www.bundesregierung.de/breg-de/aktuelles/patientenverfuegung-behandeln-wie-besprochen-477704.

Der Humanistische Verband Deutschlands biete online **Formulare für die Patientenverfügung und die Vorsorgevollmachten:** www.patientenverfuegung.de.

Download einer **Bestattungsverfügung** finden Sie hier: https://www.bestattungsplanung.de/vorsorge/bestattungsverfuegung.html.

Telefonseelsorge: 0800 / 111 0 111 oder 0800 / 111 0 222 https://www.telefonseelsorge.de/.

Zentrales Vorsorgeregister der Bundesnotarkammer: https://www.vorsorgeregister.de/.

Österreich:

Informationen zur **Bestattungsvorsorge:** https://www.bestattungsinfo.at/bestattungsvorsorge/.

Hospiz Österreich bietet Informationen und Adressen von Palliativeinrichtungen: www.hospiz.at.

Informationen und Beratung der **Österreichischen Krebshilfe**: https://www.krebshilfe.net/.

Der Österreichische Bundesverband für Mediation hilft bei der Suche nach **Mediatoren/-innen:** https://www.oebm.at/.

Informationen der österreichischen Regierung zur **Patientenverfügung:** https://www.oesterreich.gv.at/themen/soziales/pflege/3.html.

und zur **Vorsorgevollmacht:** https://www.oesterreich.gv.at/themen/soziales/erwachsenenvertretung_und_vorsorgevollmacht_bisher_sachwalterschaft/4.html.

Telefonseelsorge: 142 oder https://www.telefonseelsorge.at/home.

Die Bundesarbeitsgemeinschaft **Trauerbegleitung** liefert Links zu Angeboten für Trauernde: https://www.trauerbegleiten.at/trauernde-angebote.

Das SeniorInnenbüro der Stadt Wien informiert in seiner Broschüre über **Vorsorgevollmacht und Patientenverfügung:** https://www.fsw.at/downloads/broschueren/senioren/SenPat.pdf.

Informationen zur **Vorsorgevollmacht:** https://www.gesundheit.gv.at/gesundheitsleistungen/patientenrechte/vorsorgevollmacht.

Schweiz:

Die Direktion für Inneres und Justiz informiert über die **Beistandschaft:** https://www.jgk.be.ch/jgk/de/index/kindes_erwachsenenschutz/erwachsenenschutz/beistandschaft.html.

Bestattungsverfügung zum Download: https://downloads.ch/dokumente/ch-bestattungsverfuegung.

Informationen zur **Betreuungsverfügung:** http://www.priorliving.ch/gesundheit-leben/verfuegungen/betreuungsverfuegung/.

Beratung und Unterstützung bei der **Krebsliga:** https://www.krebsliga.ch.

Mediatoren- Verzeichnis: https://www.mediation-ch.org/cms2/mediatorinnen-finden/verzeichnis-suche/.

Die **Schweizerische Gesellschaft für Palliative Medizin, Pflege und Begleitung** informiert hier Betroffene und Angehörige: www.palliative.ch/de/palliative-ch/.

Broschüre Curaviva zum Download von **Patientenverfügungen:** https://www.curaviva.ch/files/LGNWVL1/uebersicht_patientenverfuegungen_in_der_deutschschweiz__faktenblatt__curaviva_schweiz__2014.pdf.

Selbsthilfe Schweiz bietet eine Liste mit Anlaufstellen bei Trauer und Verlust: https://www.selbsthilfeschweiz.ch/.

Telefonseelsorge: 143 oder www.143.ch.

Trauerbegleitung finden: https://familientrauerbegleitung.ch/trauerbegleiter/portraets.

Informationen zum **Vorsorgeauftrag:** http://vorsorgeauftrag-vorlage.ch/.

Bibliografische Information der Deutschen Nationalbibliothek
Die Deutsche Nationalbibliothek verzeichnet diese Publikation in der Deutschen Nationalbibliografie; detaillierte bibliografische Daten sind im Internet über http://dnb.dnb.de abrufbar.

Bibliographisches Institut GmbH,
Mecklenburgische Straße 53, 14197 Berlin

Mit »Geleitwort« und »Leitfaden zur gesundheitlichen Vorsorge am Lebensende« von Professor Dr. med. H. Christof Müller-Busch.

Reihenidee Dr. Kathrin Kunkel-Razum
Konzeption Susanne Klar
Redaktionelle Leitung Susanne Klar
Lektorat Dr. Ulrike Schimming, www.letterata.de
Fachliche Beratung durch Dr. phil. Dipl.-Psych. Asita Behzadi, Dr. phil. Dipl.-Psych. Anja Hermann, Professor Dr. med. H. Christof Müller-Busch
Herstellung Alfred Trinnes
Layout und Satz Britta Dieterle, Berlin
Umschlaggestaltung 2issue, München
Umschlagabbildung © Shutterstock, OHishiapply
Druck und Bindung AZ Druck und Datentechnik GmbH, Heisinger Straße 16, 87437 Kempten
Printed in Germany

PEFC/04-31-2260

PEFC zertifiziert
Dieses Produkt stammt aus nachhaltig bewirtschafteten Wäldern und kontrollierten Quellen.

www.pefc.de

ISBN 978-3-411-74744-3
www.duden.de